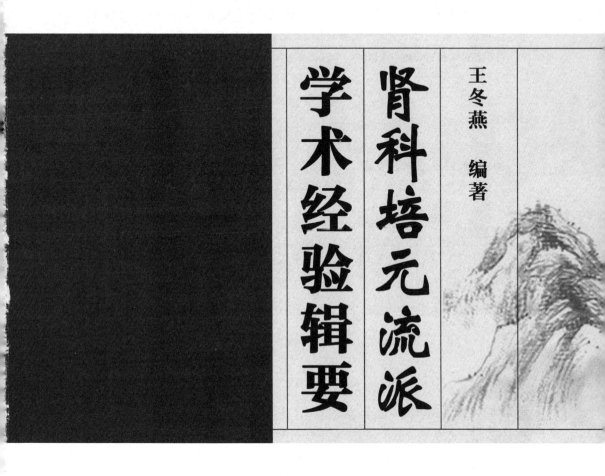

肾科培元流派学术经验辑要

学术经验辑要

王冬燕 编著

上海交通大学出版社
SHANGHAI JIAO TONG UNIVERSITY PRESS

U0339769

**内容提要**

本书讲述肾科培元流派源流；挖掘肾科培元流派主要学术思想；阐述肾病理论与临床；详细介绍肾科培元流派常用药物与方剂；通过论述慢性肾小球肾炎、膜性肾病、IgA肾病、慢性间质性肾炎等临床常见的肾系疾病，系统地讲解疾病的定义、临床表现、病因病机、辨证治疗、病案举隅，总结了肾科培元流派临证经验。本书将肾科培元流派学术思想与临床相结合，可供各级医院肾病科中医医师、中医实习医师，以及中医学院师生阅读学习。

**图书在版编目（CIP）数据**

肾科培元流派学术经验辑要 / 王冬燕编著. --上海：
上海交通大学出版社，2023.12
　ISBN 978-7-313-29309-1

　Ⅰ．①肾… Ⅱ．①王… Ⅲ．①肾病(中医)－中医临床
－经验－中国 Ⅳ．①R256.5

　中国国家版本馆CIP数据核字（2023）第160724号

**肾科培元流派学术经验辑要**

SHENKE PEIYUAN LIUPAI XUESHU JINGYAN JIYAO

编　　著：王冬燕

出版发行：上海交通大学出版社　　　　地　　址：上海市番禺路951号

邮政编码：200030　　　　　　　　　　电　　话：021-64071208

印　　制：广东虎彩云印刷有限公司

开　　本：710mm×1000mm 1/16　　　经　　销：全国新华书店

字　　数：226千字　　　　　　　　　　印　　张：13

版　　次：2023年12月第1版　　　　　　插　　页：2

书　　号：ISBN 978-7-313-29309-1　　印　　次：2023年12月第1次印刷

定　　价：88.00元

# 作者简介

◎ 王冬燕

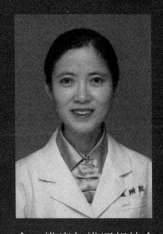

医学博士，主任医师，现任职于山东省中医院肾内科，从事中西医结合肾病专业临床、科研、教学工作。兼任山东中医药学会肾病专业委员会委员、山东中医药学会内科专业委员会委员、山东省健康管理协会肾脏病健康管理分会委员。秉承齐鲁肾科培元流派学术思想，结合现代医学技术，临证强调中医整体观念、辨病与辨证相结合。擅长中西医结合诊治肾脏疾病，对慢性肾小球肾炎、肾病综合征、膜性肾病、急慢性肾衰竭、糖尿病肾病、过敏性紫癜性肾炎、高尿酸血症肾病、狼疮性肾炎、尿路感染、肾结石等泌尿系统疾病有丰富的临床经验。山东省省级劳动能力鉴定医疗卫生专家，山东省第一批五级中医药师承学术经验继承人。发表《加味补阳还五汤治疗特发性膜性肾病临床研究》《从肾论治肾衰并发症》等多篇论文。

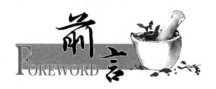

前言 FOREWORD

肾藏精,寓元阴元阳,为人体生长、发育、生殖之源,生命活动之根,故称先天之本。肾系疾病是指人体或感受外邪,或饮食不节,或情志失调,或禀赋不足等引起的疾病,是临床常见病,也是疑难病。一方面,肾与心、肺、脾在生理和病理上的关系十分密切,历代医家十分强调肾病防治在保障人体健康和延年益寿中所发挥的重要作用;另一方面,部分肾病起病隐匿,患者长期处于无症状阶段,疾病知晓率低,往往延误了最佳的治疗时机,从而导致病情加重,不但影响患者的身心健康及工作、学习、生活,而且还会危及生命。因此,早发现、早治疗肾病,减少其对身体的危害十分重要。

肾科培元流派起源于齐鲁大地,学术传人们在继承前辈学术理论、丰富的临床经验基础上,将之不断发扬光大,致力于将现代医学技术与传统中医药诊疗技术有机嫁接、整合,实现优势互补,并将其应用于肾系疾病的诊断、治疗中。流派既植根于传统,通过师徒传授等方式不断延续,又在此基础上创新发展,采用中西医结合方法治疗各种原发、继发性肾系疾病,对多种肾脏疾病形成了成熟的中医药特色诊疗方法。本人依托2022年度齐鲁医派中医学术流派传承项目(鲁卫函〔2022〕93号),总结整理了肾科培元流派主要学术思想及防治肾系疾病的临床经验,广泛收集相关资料,编写了《肾科培元流派学术经验辑要》一书。

本书以肾科培元流派传承、创新、发展为主线,首先讲述了肾科培元流派源流;其次整理和挖掘了肾科培元流派主要学术思想;然后阐述了肾病理论与临床;详细介绍了肾科培元流派常用药物与方剂;最后通过论述慢性肾小球肾炎、膜性肾病、IgA 肾病、慢性间质性肾炎等常见病的定义、临床表现、病因病机、辨证治疗、病案举隅,总结了肾科培元流派临证经验。本书将肾科培元流派学术思想与临床相结合,可供各级医院肾病科中医医师、中医实习医师阅读,也可供相关科研人员、院校师生等在工作或学习中参考。

由于经验欠丰,加之编写时间不足,书中难免存在疏漏之处,恳请广大读者批评指正,以期再版时予以修订、完善。

王冬燕

山东省中医院

2023 年 5 月

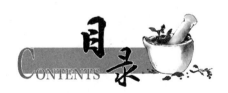

目录
CONTENTS

# 第一章

# 肾科培元流派源流

## 第一节 流派、学派、医派

### 一、定义

中医学在数千年漫长发展过程中,学术思想和临床经验薪火相传、融汇创新,涌现出了一大批著名医家,形成了不同的医学流派。而学派之间的争鸣、渗透和融合,促进了中医药的学术发展,使其理论体系得以不断完善,临床疗效不断提高,最终形成了中医学"一源多流"的学术特征。

总体来看,中医学术流派在概念上有流派、学派、医派之分。

#### (一)中医流派

中医流派是中医学术流派的简称,有广义、狭义之分。广义者涵盖中医学派、中医医派及狭义中医流派。

狭义之中医流派是指中医学中因师承授受而形成的,以独特的学术旨趣、技艺、方法为基础的不同中医派别。

狭义之中医流派一般局限于学科内部,如妇科流派即妇科内部不同的学术派别。典型中医流派具有明确的学术主张、核心人物与师承谱系,在一定时间内学术上保持一贯,影响范围一般较为局限,不如中医学派之影响广泛。

#### (二)中医学派

中医学派是指中医学中经过长期传承而形成的,以独特的理论主张或尊奉经典为基础的各类中医派别。中医学派多具有长期的历史积淀,有突出的学术特征,其理论主张对于中医临床具有重要的指导意义,如伤寒学派、温补学派、活血化瘀学派等。学派内部不存在必然的师承关系,而更为注重学术上的继承与发展。

大多数学派的理论已融入中医学理论体系之中,长期被以不同形式传承,故在当代名老中医个人的学术体系中,一人可能体现多个学派的特征。

### (三)中医医派

人们较为公认的中医医派是指中医学中经过长期传承而形成的,以地域环境为基础的各类中医派别。我国幅员广阔,地域差异显著,不同地域的人们,因自然环境、生活习惯、社会人文的不同,而具有各自特有的体质、生理病理特点、易感或多发疾病,最终形成地域色彩浓厚的医疗特点。因此,同一地域的医师往往具有近似的临证用药特点。

医派的限定,不应仅包括地域范围,还应包括人群及时间的限定,如御医、明医等,也属于医派的范畴。

医派所表现出的近似的临证用药特点,往往是散在的、经验性的,还未发展为一定的学术主张。故可以认为,"派"重点是对范围的限定,"学"的特点不明显,即医派一般不具备统一的学术主张。

医派之下,尚有据学科而再行分别者,如"海派中医",其下又有骨伤之魏氏伤科、施氏伤科,妇科之蔡氏妇科、朱氏妇科等。

需要说明的几点是,学术流派突出的是"学",是因"学"而成"派",但不宜将中医学的总体特点作为学术流派的主张,如"辨证论治""整体综合"等。同时,只有理念而无明确学术主张的不属于流派"学"的范畴,如"辨病与辨证相结合""针药并重"等;治学主张也不属于流派"学"的范畴,如"中西医结合""中医药现代研究"等。

## 二、中医学术流派存在的意义

中医流派是指中医学中某一专科的学术思想和诊疗技术等,经过传承发展而形成的派别,其强调观点的特色。像2012年国家中医药管理局在全国遴选的64家中医学术流派传承工作室,大多属于流派范畴,如罗氏妇科流派等。

中医学派是指学说理论被业内公认、推广、应用,经过传承发展而逐渐形成的学术体系,具有成熟度高、影响力大、传承面广的特点,如医经学派、伤寒学派、温病学派等,均属学派范畴。

医派是指在某一地域的自然地理、气候、历史、文化、经济等诸多因素作用下,因病因病机及治法有一定倾向性,而形成具有鲜明地域学术特色和诊疗经验的医家群体。医派具有自然气候特征与历史文化特征双重属性,如燕京医派、海派中医、新安医派、岭南医派、孟河医派、龙江医派、川派中医、齐鲁医派等,均属医派范畴。

中医学术流派的形成与发展,具有历时性演变规律。其形成于战国秦汉,发展于魏晋隋唐,成熟于宋金元,深化于明清以降。受中国古代哲学思想、文化背景、教育体制、地理环境、经典著作、国外医学、个人实践经验等因素的影响,各中医学术流派具有独特和系统的学术理论和方法、技术,在立论推广中,因各派学说差异而引发学术争鸣,在争鸣中互补互鉴,填补了同时代医学上的某个空白,开拓了新的领域。可以说,中医学术流派是中医学发展和创新的基本单元,是中医学深化、完善、繁荣的动力。

**(一)中医药发展和创新的基本单元**

中医学理论体系的形成,经历了一个漫长的历史时期。战国时期以前,在社会文化和哲学思想影响下,我国古代医药学家通过对人体生命和自然现象的观察及原始医疗实践,积累了丰富的医药知识,此时是中医学理论体系形成的雏形阶段。战国至秦汉时期,《黄帝内经》《黄帝八十一难经》《伤寒杂病论》《神农本草经》等医学专著的问世,标志着中医学理论体系的基本确立。此时学派的划分多因学术主旨、观点、研究内容的不同而形成,大致可分为针灸、方药和切脉三大派,即《黄帝内经》《神农本草经》《素女脉诀》。此三派被诸家称为"此盖中医学最古之派别也",也有人称之为"三世医学"。

汉代时期,《汉书·艺文志》中分方技四家,其中医经派和经方派侧重于医学范畴,书中记载:"当时有医经七家,经方十一家"。医经派包括《黄帝内经》《扁鹊内经》《白氏内经》等,融合针灸和切脉,更注重医学基础;而经方派包括 11 部古籍中所记载的方剂,重视药物和方剂的发展,体现了学派的理论与临床实践之分。同期,张仲景著有《伤寒杂病论》,创立了以六经论外感伤寒、以脏腑经络论内伤杂病的临床诊疗和思维方法体系,奠定了临床医学的发展基石,约在魏晋时期成为经方派的旗帜。

随着魏晋隋唐时期政治、经济、文化的繁荣发展,为中医学理论与技术的发展提供了条件,涌现了《备急千金要方》《外台秘要》等综合性医学著作,表现出医经派与经方派融合互通的趋势,为后期成熟中医学术流派的形成创造了有利条件。

宋金元时期,中医学术表现为在临床特色的基础上探讨理论,在理论的指导下发挥临床特色。而此时期是中医学术流派发展的成熟阶段,流派纷呈,百家争鸣。河间学派创始人刘完素倡导火热论,著有《素问玄机原病式》等;其弟子张从正、荆山浮屠、罗知悌、朱震亨等,虽继承但不囿于河间之学,创新学术主张而卓然成家。易水学派创始人张元素,主要研究脏腑证候的病机和辨治;其弟子李东垣承其学,提出"内伤脾胃,百病由生"的论点。

明清时期,中医学理论进入了深化阶段。薛己、赵献可等医家承前贤之学,精研脏腑虚损辨治,临证擅用温补,遂形成温补学派。此时温病学说已渐趋成熟,不仅是对中医学理论的创新与突破,也促成了以叶天士、吴鞠通、薛雪、王孟英等医家为代表的温病学派创立。由于此时期近现代西方医学和文化的传入,出现了中西汇通和中医学理论科学化的思潮,形成了以唐宗海、朱沛文、恽铁樵、张锡纯等医家为代表的汇通学派。另外,临床各科在发展过程中形成了众多流派,不同地区也形成了丰富多彩的地域性学派。

不难看出,中医学术流派是中医药理论发展和创新的基本单元。

### (二)中医药学深化、完善、繁荣的动力

中医学术流派建立和发展的过程,既是自身理论和方法自我深化的过程,也是中医药学理论内涵加深的过程。刘完素倡导火热论,张元素重视脏腑证候的病机和辨治,其亲炙、私淑或遥承者均继承了他们的理论学说。当学派发展到一定程度,学生在原有学说的基础上融入新的理论观点,内部就会出现异化,而形成不同的学派分支。张从正在继承刘完素火热论学说的基础上,将其理论进行深化创新,主张"祛邪为首务",临床推崇汗、吐、下法,遂成攻邪学派;李东垣承张元素之学,将张元素的学术思想进一步发挥,提出了脾胃论、阴火说等学说;王好古在继承张元素、李东垣学术思想的基础上予以创新发展,提出阴证论。

中医学术流派的学术主张能够被社会承认,必然是经过了长时间反复推敲和论证。各中医学术流派的学术主张各有侧重,或是对立,或是驳难,但彼此不能互相取代或否定,这促使中医学理论更臻于完善。生活在北方的刘完素,结合北方地势高、气候刚燥、居民腠理致密等地理环境因素,倡导火热论,主张寒凉,创立河间学派;生活在南方的朱丹溪虽承其学,但由于南北地理环境差异,在火热论的基础上结合地域实践的经验予以创新,遂成滋阴学派。这就是医家结合实际的地理环境因素,对中医学临床实践和理论的创新。中医学术流派间的互补能够补充前人所未备,这也是学派完善中医学理论的体现,如伤寒学派与温病学派,虽两派经历数百年的寒温之争而仍无定论,但实际上两派是对立统一的关系,互为补充,使中医学术内容更加全面和翔实。

中医学术流派在实践中不断孕育、创新,既涵纳纵向的学术思想传承,又兼容横向的学术思想渗透,中医学术流派的纵横即学派内的发展分化和学派间的对立互补,是促进中医药学术繁荣的主要形式,其中影响较大的中医学术流派学说能够成为旗帜和规范,如张仲景确立的辨证论治体系,就改变了医经学派和经

方学派分立的局面,从而为后世垂方法、立津梁。金元时期,以金元四大家为代表的中医学术流派,各有创见,互相争鸣,交流渗透,取长补短,从不同角度深化和完善了中医药理论,繁荣了中医药学术。

当代中医学术流派的研究、保护、传承问题已经越来越受到国家的关注和支持。开展中医学术流派的研究,进一步挖掘和揭示各医学流派形成和发展的历史规律,不仅仅是为了评价流派在中医药传承和发展中的作用及历史地位,更为重要的是以史为鉴,古为今用,不断丰富中医药学术理论体系,从而推动当代中医药学研究的创新和发展,促进中医药事业的繁荣。

**三、齐鲁医派**

中医学是中华传统文化的重要组成部分,由于各地的地域风貌、气候变化、风土人情、饮食结构及文化特色的不同,产生了不同的地域性医学流派,齐鲁医派便是其中之一。历史上齐鲁医派以高深的学术造诣、丰富的临床经验,对中医学的形成与发展做出了重要贡献,影响深远。

齐鲁医派是指产生在齐鲁大地上,深深植根于齐鲁文化,始于春秋战国,流传至今的具有地域性特色的医学流派与学术群体。齐鲁文化历史悠久,源远流长,早在春秋战国时期齐鲁大地上就形成了以扁鹊为代表的中医史上的第一个医学学派——扁鹊学派,它是在战国、秦汉时期产生过重大社会影响的医学学派,并最终衍生发展为具有山东地方特色的齐鲁医派。齐鲁医派在医学理论和诊疗技术方面均形成了自己独特的体系,对中医学的发展产生了重大影响。

在中医学发展史上,齐鲁大地名医辈出,自战国时期名医扁鹊,到汉代淳于意、晋代医家王叔和、宋代儿科大家钱乙、金元名家成无己、清代尊经派大家黄元御,再到众多当代名医,他们各有所长,不断传承和完善着齐鲁医派的学术体系。

齐鲁医派绵延两千多年,总的特点是各家异彩纷呈,百花齐放,博采众长,名医覆盖各科。其学术特点具体如下。

**(一)注重脉诊**

脉诊历史悠久,司马迁在《史记》中对扁鹊的脉诊给予极高的评价,曰:"至今天下言脉者,由扁鹊也"。继扁鹊之后,汉代淳于意亦相当重视脉诊,"诊籍"所记载的 25 个病案中有 20 个病案运用了脉诊。晋代王叔和总结前人脉学经验著第一部脉学专著《脉经》,为脉学的发展做出重要贡献。清代黄元御也非常重视脉诊,在其论著中特设"脉解专篇",对 24 种脉象进行了详细论述。

### （二）经典与临床并重

齐鲁医派历来重视经典的研究与学习，并以此指导临床实践。晋代王叔和不遗余力整理《伤寒杂病论》；宋代成无己则是注解《伤寒杂病论》的第一人；清代黄元御为尊经派的代表人物，注解《素问悬解》《灵枢悬解》《伤寒悬解》等医经11种；当代名医研究《黄帝内经》《伤寒杂病论》等经典中医书籍颇有心得，并要求弟子皆能熟练诵读《黄帝内经》《伤寒杂病论》等经典中医书籍，为以后的临床诊疗及进一步学习打下坚实的基础。

医学流派之所以能够生存并继续传承发展，最重要的是临床疗效好，而齐鲁医派的特色之一就是重实效，并将临床疗效作为评价医者的最高准则。扁鹊是一位技术高超的全科医师，在其周游列国的过程中，根据当地的患者需求从事内科、外科、妇科、儿科、五官科等不同的医疗工作。名医淳于意精通医术，后世流传的"诊籍"反映了他精湛的医疗技术。王叔和《脉经》从临床角度出发，系统总结出数、弦、紧、细、迟等24种脉象，并具体阐释每种脉象的形态标准，为论脉辨证提供了依据。钱乙据小儿生理特点首创五脏辨证纲领，临证从五脏分证入手，治疗儿科各类疾病。

### （三）继承与创新并举

自扁鹊开始，齐鲁医派就注重思维模式的创新。扁鹊大胆创新，首创脉学理论，并用铜针代替砭石治疗疾病，可以说是中医学史上的一次重大变革；淳于意首创医案"诊籍"；王叔和编纂第一部脉学专著《脉经》；钱乙开创儿科，尤其善于"化裁古方，勇创新方"，将经典医方金匮肾气丸去掉附子、肉桂化裁成六味地黄丸；成无己则开创方论之先河。

齐鲁医派后继传人亦注重师古人意而不泥古人方，善于吸纳现代医学理论，临证强调结合当代疾病的证治规律，注重中药药性的组合运用，活用张仲景之方，治疗各种现代疾病。齐鲁伤寒流派创始人破六经传变说，立伤传与转属论，认为表证不同于太阳病，六经并非依此传变，六经皆有表证；破水停膀胱说，指出五苓散证并非膀胱蓄水，而是三焦气化失职，水邪弥散三焦；其代表作《伤寒解惑论》在伤寒学研究中独树一帜，成为齐鲁伤寒学派的代表著作。齐鲁内科时病流派代表人不断创新，提出治疗时病经方化裁五法，并根据当代疾病谱系的改变创立血浊理论和脑血辨证体系，同时充分整合现代中药药理成果，首创援药理论，充实了传统的君、臣、佐、使方剂配伍理论。

### (四)中医学科与齐鲁文化相互交融

齐鲁医学是中医学宝库的重要组成部分,不仅学术成就突出、学术思想深远,而且学术资源丰富、学术价值明显。深深植根于齐鲁文化土壤的齐鲁医派,不仅是中医药学的一个重要组成部分,也是齐鲁文化的重要组成部分。

齐鲁文化对齐鲁医派医学理论的构建、齐鲁医派医学思维方式、齐鲁医派的治疗方法,以及齐鲁医派医学传承教育理念都具有一定的影响,而齐鲁医派的发展又丰富了齐鲁文化的内涵,二者相互交融,影响深远。

# 第二节　培元固本与自愈力

## 一、培元固本

### (一)中医学对"元"的认识

元是指元气。中医学认为,元气是人体最根本、最重要的原始物质和原动力。它由肾中精气所化生,又赖后天脾胃之气所滋养,为诸气之首,为十二经脉生气之源。

《黄帝八十一难经》之后,历代医家对元气的组成和功能进行了总结和发挥,认为元气的盛衰变化与机体生长壮老已的盛衰变化密切相关。《素问·上古天真论》:"女子七岁,肾气盛……八八,则齿发去"详细论述了男女生长壮老已一生不同阶段生理特征和表现,而所有这些功能活动的维持与延续全赖人之一身元气。元气充沛则精力旺盛、机能活跃,元气衰竭则机体衰老、终结。

中医学认为元气参与机体的抗病防御体系。《内外伤辨惑论》:"而元气亦不能充,此诸病之所由生也。"在论述元气亏虚是百病之源时,《轩岐救正论·药性微蕴》指出百病生于寒热,寒热总由于水火,而水火统归于元气。《景岳全书》指出"但使元气无伤,何虞衰败""元气既损,贵在复之而已"。《素问·宝命全形论》曰:"人生有形,不离阴阳。"《素问·阴阳应象大论》:"阴平阳秘,精神乃治……阴阳离决,精气乃绝。"

综上所述,元气是生命活动的物质基础。《医门法律·明胸中大气之法》指出:"惟气以成形,气聚则形存,气散则形亡……气聚则生,气散则死。"《医门法律》说："但真气所在,其义有三,曰上、中、下也。上者所受于天……中者生于水谷……下者气化于精,藏于命门。"由此可见,元气与肾、脾、肺的生理活动密切相关,既有先天的来源作为基础,又必须依赖于后天正常的营养和良好的自然环境来形成,并用以构成人体和维持人体生命活动所需。

### (二)中医学对"本"的认识

《说文解字》云:"本,木下曰本。"故本之原义即为树根,后引申为根基、根源。在《黄帝内经》中,"本"这一概念归纳起来,大致可分为以下几种情况。一是指相关生理功能保持正常所赖的脏腑或物质,同时《黄帝内经》也指出水谷精微作为人体生命之根本而存在。二是指机体功能盛衰的依据,如《灵枢·经脉》曰:"唇舌者,肌肉之本"。三是指疾病的根源,如《灵枢·寒热》曰:"鼠瘘之本,皆在于脏"。四是指先发病,如《素问·标本病传论》云:"先病而后逆者,治其本……先病而后生寒者,治其本",《灵枢·病本》亦有基本相同的记载。五是指治疗的根本着眼点,如《素问·阴阳应象大论》谓:"阴阳者,天地之道也,万物之纲纪……治病必求于本。"《类经》在论述养生宗旨时提到善养生者必宝其精,使精盈气盛而神全身健,身健则病少,神气坚强,老当益壮,这些都源于自身精气的强弱也就是说人体自身通过固本培元可达到强身健体,延年益寿的目的。

### (三)培元固本的意义

培元固本是传统中医学理论的精髓,是我国古老的哲学思想,是中医用调补后天之脾和先天之肾的药物来巩固和恢复元气的方法。

培元固本,即巩固根本,培养元神。世间万事万物都离不开发生、发展、强盛、衰退和消亡的过程,人的生命历程也同样要经历生、长、壮、老、已这样一个由弱到强,再由强到弱的过程。《易经·乾卦》曰:"天行健,君子以自强不息"。中医认为天人相应,人体也应像天体运行那样,气血昼夜流行不息,则生命健而有力,不生疾病。中年人由于新陈代谢功能逐渐减弱,排泄功能日益降低,废物停留体内,势必造成气血流行阻滞,影响健康。培元固本可以促使机体气血流畅,消除代谢产物,使脏腑、气血恢复和维护正常的生理功能,保持动态平稳,是十分有效的抗衰老方法。

### 二、自愈力

人是典型的自组织系统,具有自主调理、自我修复的能力,也就是"自愈力",当人体自愈力因为各种因素不能正常发挥作用时就会产生疾病,医师治疗疾病就是激发与扶助人体自愈力以促进机体恢复健康。现代医学所流行的治疗模式往往是"对抗性"治疗,主要是采用化学药物缓解与控制症状,如抗感染、止痛等,但若是过度进行"对抗性"治疗,滥用化学药物,带来的不良后果就是抑制甚至戕害了人体自身的自愈力。近年来由此引发的问题已日益严重,因药物滥用而产生药物依赖性、抗药性等,医源性疾病、药源性疾病也大量出现,越来越多的人已经认识到如今的治疗模式应当改进,调动激发机体的自愈力正成为治疗学发展的新方向,中医学于此有很大优势。

传统中医理论极为重视人体的自愈能力,认为其在维持健康、抗御疾病及病后恢复中都起着关键性的作用,这一思想贯穿于中医防病治病的全过程,其在治疗上以激发与扶助人体自愈力为基本目的,并且鼓励与指导人们注重养生调摄,以增强自愈力,从而减少疾病的发生。中医学的"自愈力"思想,究其渊源出自中医四大经典之一的《黄帝内经》,其中关于自愈力的论述,对分析人体自愈的机制、自愈力在疾病发生发展及转归中的作用,以及指导诊治疾病都具有重要意义。

**(一)中医对自愈力的认识**

自愈力是指生命有机体通过内部生理的调节达到平衡和治愈疾病的自我康复能力。其产生是源自机体多系统协调的结果,包括防御系统、应激系统、免疫系统、修复系统、内分泌系统等,它是人体整体机能的综合表现。中医学理论中虽没有"自愈力"这一名词,但提出了"正气"的概念,并将整个机体,包括脏腑经络的生理机能和精、气、血、津液、神的生理作用所表现的抗病、祛邪、调节、修复等能力,统称为正气的作用。中医中"正气"的概念即涵盖了现代医学所认识的自愈力,正气的盛衰即决定着人体自愈力的强弱。

《素问·评热病论》云:"邪之所凑,其气必虚。"这表明了《黄帝内经》的发病观,认为正气虚损是产生疾病的内在原因。《黄帝内经》中有时"真气""精气"也指中医理论所说的正气,如《素问·离合真邪论》:"真气已失,邪独内著。"《灵枢·邪客》:"如是者,邪气得去,真气坚固,是谓因天之序。"《素问·疟论》:"真气得安,邪气乃亡。"《素问·通评虚实论》:"邪气盛则实,精气夺则虚。"可见,正气是与邪气相对的概念,《黄帝内经》认为疾病的发生发展就是一个正邪相争的过程。《灵枢·百病始生篇》曰:"风雨寒热,不得虚,邪不能独伤人。"张景岳注:"若人气不虚,虽遇虚风,不能伤人。故必以身之虚而逢天之虚,两虚相得,乃客其形也。"《灵枢·顺气一日分为四时篇》曰:"朝则人气始生,病气衰,故旦慧;日中人气长,长则胜邪,故安;夕则人气始衰,邪气始生,故加;夜半人气入藏,邪气独居于身,故甚也。"这表明《黄帝内经》在防治疾病过程中既重视致病邪气这个外在条件,更注重人体正气这个内在因素,认为正气在疾病发生发展过程中起着主导性的作用,正气的盛衰决定着发病与否,以及病程中邪气的消长、病势的进退。

### (二)现代医学对自愈力的认识

现代医学认为,自愈力就是生物依靠自身的内在生命力,修复肢体缺损和摆脱疾病与亚健康状态的一种依靠遗传获得的维持生命健康的能力。

自愈力相对于他愈力而存在,包含 3 个核心属性:遗传性、非依赖性、可变性。自愈力的强弱受生物自身生命指征强弱的直接影响,同时受到外在环境的影响,以及生命体与环境物质交换状况的影响,可以向正反方向变化。

现代医学研究表明,人体具有以免疫系统、神经系统和内分泌系统为主的人体自愈系统,人类生命就是靠这种自然自愈力,才得以在千变万化的大自然中得以生存和繁衍。当人体的这种自愈力下降时,就出现了疾病和衰老,所以增加人体自愈力是修复疾病的关键。

随着医学的发展,人们越来越多地依赖于药物“代替”身体器官的抗病能力,人体自身的自愈力也受到了削弱。预防医学界的专家们认为,现代医学理念的“疾病治疗”主要是依靠各类药物的作用,而各类药物在发挥作用的同时,其不良反应又是以损坏患者部分机体功能并加速其衰老为代价,来寻求患者病灶部位暂时的平衡。即使非常先进的现代医学,也并不能从真正意义上治好疾病,其结果往往是药物的不良反应加速了生命体细胞组织的老化。世界卫生组织呼吁,要摆脱对药物的依赖,拥有真正的健康,就应从增强人体自身自愈力着手,修缮人体各器官功能,帮助机体维持并恢复自主健康的能力。这是人类命运的呼唤,也将成为未来医学发展的趋势。

### (三)人体自愈力的内在机制

#### 1.阴阳自和

《素问·至真要大论》:“谨察阴阳所在而调之,以平为期。”中医将人体阴阳协调平衡的状态视为健康的标准,并将调整和维持人体阴阳的协调平衡作为治疗疾病的准则。而阴阳之间本就存在着既对立制约又互根互用的关系,能够自我维持动态平衡,中医把这种阴阳双方自动维持和自动恢复其协调平衡状态的能力和趋势称作阴阳自和,它揭示了人体疾病自愈的内在变化机制。张仲景在《伤寒杂病论》第 58 条亦云:“凡病若发汗,若吐,若下,若亡血,亡津液,阴阳自和者,必自愈。”《医宗金鉴》注:“凡病,谓不论中风、伤寒一切病也,若发汗、若吐、若下、若亡血、若亡津液,施治得宜,自然愈矣。即或治未得宜,虽不见愈,亦不至变诸坏逆,则其邪正皆衰,可不必施治,惟当静以俟之,诊其阴阳自和,必能自愈也。"

### 2.五行制化

五行学说的核心内容就是五行之间相生相克的关系,相生即相互促进、相互资生,相克即相互制约、相互克制,而相生与相克相结合就是制化。《黄帝内经》将人体的五脏、六腑、形体、官窍等分别归属于五行,并以五行生克制化的理论来说明它们之间的关系。以五脏为例,《素问·阴阳应象大论》曰:"肝生筋,筋生心……心生血,血生脾……脾生肉,肉生肺……肺生皮毛,皮毛生肾……肾生骨髓,髓生肝。"道出了五脏之间相互资生的关系;《素问·五脏生成》曰:"心……其主肾也;肺……其主心也;肝……其主肺也;脾……其主肝也;肾……其主脾也。"这便是五脏之间相互制约的关系。肺(金)气不足,脾(土)可生之,肾(水)气过亢,脾(土)可克之,五脏之间就是通过这种相生相克的关系得以维持协调平衡的,故五行生克制化也是人体调节自身平衡的机制之一。

### 3.亢害承制

《素问·六微旨大论》曰:"亢则害,承乃制,制则生化,外列盛衰,害则败乱,生化大病。"《黄帝内经》的"亢害承制"理论本是运气学说的内容,指五运六气变化过程中出现某气太过、不及时所表现的一种内在调节机制。但这也揭示了自然界中普遍存在着"亢害承制"的规律,它是事物之间能够维持相对平衡的原因所在。元代医家王履将"亢则害,承乃制"称作"造化之枢纽"。张景岳言:"亢者,盛之极也。制者,因其极而抑之也。盖阴阳五行之道,亢极则乖,而强弱相残矣。故凡有偏盛,则必有偏衰,使强无所制,则强者愈强,弱者愈弱,而乖乱日甚。所以亢而过甚,则害乎所胜,而承其下者,必从而制之。此天地自然之妙,真有莫之使然而不得不然者。天下无常胜之理,亦无常屈之理"。故"亢害承制"是事物内在的自我平衡机制,阴阳五行之间都存在着这一自然规律,如阴阳的对立互根、五行的相生相克。通过这样的关系,阴阳五行能够自我维持动态平衡,中医学则将机体这种自身调节平衡的能力运用于阐明人体自愈的机制。

### (四)自愈力的临床应用

### 1.诊断中对自愈力的判断是推断疾病预后的关键

正气的状态可以反映在神色、形态、脉象上,医者可以通过望诊、切脉等方法观察正气的盛衰、自愈力的强弱以推断疾病预后吉凶。《素问·五脏别论》:"凡治病必察其下,适其脉,观其志意,与其病也。"所谓志意,如张景岳所言:"志意关乎神气而存亡系之,此志意不可不察也。""观其志意"属于中医望诊中望神的内容,望神是对人体神气(广义之神)与神志(狭义之神)的综合判断,而"观其志意"着重强调的是医师对患者神气的观察。《灵枢·小针解》曰:"神者,正气也。"此处的"神"即指"神气",它是人体生命活动的主宰及机能活动的表现,能够反映人体正气的盛衰。《灵枢·天年》曰:"失神者死,得神者生也。"得神则正气尚存,机体能够发挥自我修复能力,虽病重然预后良好,治疗也相对容易;失神则正气衰弱,人体自我修复能力低下,则病情预后凶险,治疗相对困难。

在脉诊中则以胃气的盛衰存亡来判断正气的强弱。《素问·平人气象论》曰:"平人之常,气禀于胃。胃者,平人之常气也。人无胃气曰逆,逆者死……人以水谷为本,故人绝水谷则死,脉无胃气亦死。"指出了"脉以胃气为本"。四时之脉虽有春弦、夏钩、秋毛、冬石的不同,但都必须兼有胃气才为正常生理之脉,而胃气少则为病,毫无胃气则为死脉、真脏脉。现在中医诊断学强调正常脉象的特点为有胃、有神、有根,就是在此基础上发展起来的。

上述的神与胃气都可以反映正气盛衰,实际上就是反映自愈力的强弱,这种对自愈力的判断使中医在着手治疗疾病前,就能推测疾病的可治不可治及预后吉凶,从而决定治疗的思路、手段和方法。

2.激发与扶助患者自愈力是中医治病的基本目的

《黄帝内经》认为人体的健康状态就是阴阳五行相对平衡的状态,当其平衡状态被打破,而人体阴阳自和、五行制化的内在机制又不能正常发挥作用的时候,就会产生疾病。所以中医治病的关键就在于帮助患者恢复自身的平衡机制,如"寒者热之,热者寒之""培土生金""滋水涵木"等治疗原则,就是顺应阴阳自和、五行制化的趋势,促使机体恢复协调平衡的能力,以达到治疗疾病的目的。

中医治疗疾病讲究"因势利导",所谓的"势"就是机体自我调节的趋势,《素问·藏气法时论》曰:"肝欲散,急食辛以散之……心欲软,急食咸以软之……脾欲缓,急食甘以缓之……肺欲收,急食酸以收之……肾欲坚,急食苦以坚之。"这便是顺应五脏各自的特性,运用五味不同的作用,以助五脏恢复其原本生理功能的治疗方法。又如《素问·阴阳应象大论》曰:"其高者,因而越之;其下者,引而竭之;中满者,泻之于内……其在皮者,汗而发之",这就是顺应自身正气的自然排邪途径,协助机体排邪于外以治疗疾病。这种顺应脏腑特性、顺应人体排邪途径的治疗就是自愈性治疗,是对"自愈力"的促进,是最为积极有效的治疗方案。

中医针刺讲究"得气",其治病原理就是激发人体经气,充分调动人体的自愈力,利用机体自身的自愈力防治疾病。《素问·汤液醪醴论》:"形弊血尽而功不立者何……神不使也……针石道也,精神不进,志意不治,故病不可愈。"张景岳言:"凡治病之道,攻邪在乎针药,行药在乎神气,故治施于外,则神应于中,使之升则升,使之降则降,是其神之可使也。"又言:"若以药剂治其内而脏气不应,针艾治其外而经气不应,此其神气已去,而无可使也。"当人的神气衰败了,也代表着人体自愈力的衰败,此时即使施行针灸、药物加以治疗,却得不到机体正气的响应,因而无法发挥作用。正如《史记·扁鹊仓公列传》中所记载:"故天下尽以扁鹊能起死人……越人非能起死人也,此自当生者,越人能使之起耳。"所谓"自当生者",指的就是患者尚有自我修复的能力,医者对其加以激发与扶助就可促使疾病的康复。可见,自愈力对针灸、药物等治疗措施的疗效具有决定性的影响,在疾病治疗过程中起着关键性的作用。

**3.顾护自愈力是中医养生的重要内容**

鉴于自愈力对维系人体健康的重要意义,中医在养生过程中非常重视对人体自愈力的顾护,《黄帝内经》中则尤为强调通过调饮食与调神来顾护自愈力。

《素问·脏气法时论》云:"五谷为养,五果为助,五畜为益,五菜为充,气味合而服之,以补精益气。"《素问·六节藏象论》:"五味入口,藏于肠胃,味有所藏,以养五气,气和而生,津液相成,神乃自生。"饮食可以补养脏腑之精气,精气充足则神旺、正气强盛,从而增强人体的抗病能力。《素问·五常政大论》中也提出在用药物治疗疾病后食养的重要性,"谷肉果菜,食养尽之,无使过之,伤其正也"。张景岳注:"病已去其八九而有余未尽者,则当以谷肉果菜饮食之类培养正气而余邪自尽矣。"强调疾病治疗后期不要过分使用药物,要重视饮食调养,培固正气,正气足则邪自去,病体自然恢复健康。

食养得当可以扶助正气,若不得当有时还会加重病情或是引起疾病的复发。《素问·热论》:"热病已愈,时有所遗者何也……诸遗者,热甚而强食之,故有所遗也。……病热当何禁之……病热少愈,食肉则复,多食则遗,此其禁也。"《景岳全书·伤寒饮食宜忌》亦曰:"新愈之后,胃气初醒,尤不可纵食,纵食则食复。"饮食要化生为人体精气,依赖于脾胃的运化功能,疾病初愈,患者的脾胃功能尚虚,胃气还未恢复,过多进食,尤其是进食难以消化的食物只会加重脾胃的负担,进一步损伤脾胃功能,此时的饮食不但不能扶助正气,反而闭门留寇,导致疾病复发。故不当的食养反而会影响自愈力,阻碍和遏制自愈力发挥作用。

除了调和饮食,调神对顾护自愈力也具有重要意义。《素问遗篇·刺法论》曰:"怒必真气却散之……悲伤则肺动,而真气复散也。"《素问·举痛论》:"思则心有所存,神有所归,正气留而不行,故气结矣。"说明情志失调会损伤人体正气,影响人体正气的正常运行,进而影响其自愈功能的正常发挥。《素问·生气通天论》曰:"清静则志意治,顺之则阳气固,虽有贼邪,弗能害也……失之则内闭九窍,外壅肌肉,卫气散解……清静则肉腠闭拒,虽有大风苛毒,弗之能害。""神"主宰着人体的自愈功能,包括阳气的卫外、腠理的开合等,"神"在生理状态下可以使卫气固守于肌表,腠理密闭,从而有效抵御外来邪气,反之则容易感受邪气。而关于调神的方法,《黄帝内经》强调"静以养神",如"清静则志意治",再如《素问·痹论》:"静则神藏,躁则消亡。"《素问·上古天真论》亦云:"恬淡虚无,真气从之,精神内守,病安从来。"人在"恬淡虚无"的清静状态下,真气运行正常,神守于内,自愈力则能充分发挥其防病、抗病的作用,也就不容易生病了。

中医对人体自愈力的认识在《黄帝内经》中就已有了较为完善的理论基础,且对医师临床诊疗具有重要的指导作用,应当注重挖掘研究《黄帝内经》中的自愈理论,以更好地指导临床实践,发挥中医学在修复人体自愈力方面的优势。在现代医学对抗性治疗"大行其道"的环境下,对自愈力的重视和研究,具有重要而深远的意义。

## 第三节　肾科培元流派发展历程

### 一、流派起源

肾科培元流派起源于齐鲁大地,学术传人们在继承前辈学术理论、丰富的临床经验基础上,不断将之发扬光大,致力于将现代医学技术与传统中医药诊疗技术有机嫁接、整合,实现优势互补,应用于各种肾系疾病的诊断治疗,并积累了丰富的临床经验。

流派的学术特点既植根于传统,重视继承老一辈肾病专家积淀多年的中医诊疗经验,并将其通过师徒传授等方式延续下来,在此基础上又有创新发展,采用中西医结合方法治疗各种原发、继发性肾脏疾病,都有独特优势。经过多年的探索、积累,流派对多种肾脏病形成了成熟的中医药特色诊疗方法。根据中医学理论结合现代科学的研究方法,在慢性肾衰竭、糖尿病肾病、膜性肾病、IgA 肾病的临床治疗与实验研究等方面做了大量有益探索,取得了良好的经济效益和社会效益。

## 二、流派传人

齐鲁肾科培元流派创始人是李碧教授,广东省江门市新会区人。1955年毕业于山东医科大学(现山东大学)医疗系内科专业,同年到山东省立医院内科工作。1958年参加山东省第一届西医学习中医班,拜山东省名中医王玉符先生为师,系统学习中医3年后于山东省中医院工作。1975年调入山东中医学院(现山东中医药大学)内科教研组任副主任,负责内科课堂及临床教学科研工作。李碧教授将中西汇通,编写了《中医内科学》教材。1977年带领成立肾病学组,成员有刘毅、胡遵达、邹嘉琛等,为肾科培元流派的第一代传人。李碧教授临床重视舌诊辨证,基于《黄帝内经》"肾为唾"理论,对唾液蛋白与脏腑气血关系进行了系列研究,作为临床舌诊的补充,对肾系疾病治疗有重要指导意义。强调肾为先天之本,治疗肾脏病重视固护肾气,创益肾汤、五味子方、利咽汤等用以治疗肾小球疾病。

齐鲁肾科培元流派的第二代传人是徐锡兰教授、黄启金教授等,他们系统学习了中医经典,深入学习前辈学术经验,注重参与外界学术交流。徐锡兰教授和黄启金教授临床重视元气理论,综合历代医家元气理论,认为肾脾为先后天之本,在固护正气、抵御外邪方面起主导作用,推崇明代医家萧京脾肾元气论思想,临床重视固本培元,临证以健脾益肾为主,善于应用经典方剂治疗肾系疾病,常用参芪地黄汤、左归丸、右归丸、五子衍宗丸、水陆二仙丹、二至丸、四君子汤、升阳益胃汤等。

齐鲁肾科培元流派的第三代传人是米杰、焦安钦、郭兆安、张法荣、王晓君等,他们继承了前辈的学术经验,通过多年的临床实践及学习,不断发展创新,主张中西医结合治疗原则。临证针对肾脏病患者本虚标实的病机特点,提出"健脾补肾,解毒活血法"治疗肾系疾病。注重科研创新,对糖尿病肾病、慢性肾衰竭、膜性肾病等进行临床及实验研究,探讨肾病湿热病机理论、肾微癥积理论、肾病与胃肠激素及肠道微生态相关性等,达到了预期效果,并将科研成果转化到临床,起到了较好的临床疗效。重视调理脾胃在肾系疾病中的作用,以口服汤剂结合脐疗、穴位贴敷等传统外治法,治疗各种急、慢性肾脏疾病,取得良好临床疗效。综合多年临床实践,创立多种院内制剂运用于临床,并在省内外临床上推广使用。

除了上述已在齐鲁肾科培元流派领域内有诸多研究贡献的学术传承人外,肾科培元流派的第四代传人王冬燕、杨运明、苏珊珊、刘迎迎、尹潇爽等,以及第五代传人唐静楠、修方睿、刘慧等也在不断学习前辈的学术思想与临证经验,遵古不泥古,使本流派原有的理论或方法不断深化、不断创新,努力突出流派本身学术特色优势,不断提高中医临床疗效,并将特色诊疗技术广泛推广应用,以更好地服务于广大人民群众。(图 1-1)

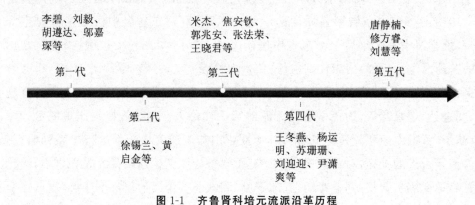

图 1-1　齐鲁肾科培元流派沿革历程

# 第二章

# 肾科培元流派主要学术思想

## 第一节 维护肾气,治病求本

### 一、维护肾气

肾为先天之本,生命之根。肾气不足是肾病发病之因。肾居下焦,主水液,通过肾中精气的气化作用,以三焦为通道,将精气输送到全身,从而促进体内津液的输布和排泄,以维持体内津液代谢的平衡。《素问·水热穴论》云:"肾者,胃之关也。关门不利,故聚水而从其类也。"先天禀赋不足、久病体虚、劳倦过度、房事不节、生育过多、药食所伤等皆可使肾气内伤,肾不化气则水湿内盛,湿为阴邪,易伤阳气,肾阳不足,命门火衰则温化无力,开合失司,水湿停滞。

维护肾气,加强肾的气化功能是治疗肾病的根本原则。维护肾气的措施一方面体现在在辨证中佐以益肾之品,又根据患者某些体虚正亏的具体表现而注意扶正祛邪;另一方面需忌用伤害肾气的药物,防止克伐肾气,即避免过用苦寒、辛凉之味,必须用时,用时宜短,剂量要小,同时要注意适当的配伍。

### 二、治病求本

肾脏发病是正邪相争的复杂过程。在肾系疾病发病的过程中,机体内部邪正相争的矛盾往往不止一个。临床的证候有真有假,有时其表现征象与其本质基本一致,如寒证、热证、虚证、实证等。也有肾病其表面征象及其本质不相一致,如寒热真假、虚实真假证。因此,须通过表面现象抓住疾病的本质,分清主次,方可用药得当,疗效满意。分清"标本缓急""正治与反治"是体现中医治疗肾病求本论治的根本原则。

标本缓急是在肾脏发病时寻求发病的根本原因。"本"是相对"标"而言。肾病发生发展过程中,始终存在着主要证候和次要证候。"本"指肾病证候的主要方面,并起着主导决定性作用;"标"是病变的次要方面,起次要作用,处于从属位置。标本是相对应的。从病变部位讲,内脏病为本,体表病为标。从病变先后来讲,旧病为本,新病为标;原发病为本,继发病为标。

肾系病证的发生发展总是要通过若干证候、症状显示出来,这些证候、症状只是肾病的表面现象,即"标"。充分综合思维找出肾病发生的根本原因,病变机制,确定病位、病性、正邪强弱,即"本"。恰当地确立治疗法则,例如,水肿、溺血、尿浊证候,可由外感淫邪、肾气亢盛、内生五邪、七情内伤、肾气虚损、血虚不足等多种因素损伤肾络而引起。故其在治疗中以止血、利湿消肿、固摄收敛等对症治疗,则是"治标不治本",而应通过全面辨析找出肾病发生的根本原因及形成的病理产物对肾络的破坏损伤,然后分别采用降补肾气、抑毒内生、御毒外侵、清利湿热、活血化瘀等具体治疗方药,即可达到瘀阻化解、肾气开阖、升降出入通畅、邪去正升、肾病痊愈。此即"治病求本"的意义所在。在治疗肾病求本原则的运用中则有"急则治其标,缓则治其本,标本兼治"三方面。

**(一)急则治其标**

在正常情况下,肾病病证主要方面是本而不是标。治本是一个根本原则,但在复杂多变的病证中,常有标本主次的病理变化,因此,在辨证论治的具体原则中又有先后缓急的原则。如在肾病发展过程中出现了严重的并发症时,标证甚急,不及时治疗和控制,则将危及患者的生命或影响本病的治疗时,则应采取"急则治其标"的法则,先治其标证,然后治疗本证,如原发性慢性肾小球肾炎,又复感外邪咳嗽、咽痛、发热、头痛,应先治其新发之标证,待新证愈后,再治其宿病慢性肾小球肾炎求其本。总之,治标只是在应急情况下的权宜之计,而治本方是解决肾脏病根本之意。急则治其标,首先缓解或治愈新发病证,为治疗本证创造了有利条件和避免新发病、并发症加重原肾病本证,避免加重对正气的损害,其目的仍是为了更好的治本。

**(二)缓则治其本**

缓则治其本是指在治疗肾病过程中,必须抓住肾病的本质,解决最根本的病证,针对根本的病因病机、病位、阴阳、寒热、虚实、病理性质的治疗。如急性肾小球肾炎发病初期,由于外淫侵袭或内生湿邪,肾气亢盛,热毒邪伤损肾络而见发热、脸肿、头晕、尿血等症,是肾病的表面症象,为标;热毒邪灼伤肾络,损伤肾气是肾炎的本质,为本。因此治疗时,无须以止血、利湿、消肿方法来治其标,而应重点应用抑降肾气、清热解毒、凉血法治其本。只有从抑肾气、清热邪、祛湿毒为根本,邪去而正气安,方使肾病治愈。再如肾病综合征,阴虚内热所致水肿、发热、乏力、尿浊是肾病之标;阴虚内热,虚火灼伤肾络,耗伤肾气,则为肾病综合征之本。因而着重运用滋肾阴、益肾气、通肾络以治其本。

### (三)标本兼治

此为临床常用治疗肾系疾病法则,贯穿于肾系疾病发展变化的各个阶段,表现于正邪相争、虚实兼存、表里相兼、寒热同现证候。在治病求本的同时,也应顾及标病的治疗,如内生湿邪、湿郁化热的肾病综合征临床表现为水肿腹满、大便燥结、尿黄短赤而少、苔黄黏腻、微热、全身酸困乏力,为正虚邪实、标本俱急证候。治疗应当标本兼顾、益肾健脾、泻下利湿、双法同用。益肾健脾治其本,泻下利湿治其标。若仅用泻利法则有进一步耗伤肾、脾二气之疑,而单独益肾健脾则内邪湿毒不易祛除,两法应用即起到祛邪不伤正,扶正而不留邪,标本兼治的目的。又如急性肾小球肾炎,可见咽痛、发热、畏风、面肿、尿血、苔黄燥、脉浮数。其病因为热湿外侵为主,为本,故其治疗应以抑气、散湿、解热清毒治其本,但还要兼顾配合疏风法以解除发热、咽痛之急,此也是标本兼治法的体现。

总之,临证应用急则治标,缓则治本的法则,不能绝对化,但急则先治是根本原则,把握标本转化,始终抓住病证矛盾的主要方面而做到治病求本则是关键。

# 第二节　调理脾胃,以助先天

## 一、脾胃和肾的联系

肾中精气有赖于水谷精微的培育和充养,才能不断地充盈和成熟。肾中精气及元气,若无后天水谷之气的不断补充,元气也会逐渐亏虚,从而生百病。张景岳在《景岳全书》中有论述:"脾胃为水谷之海,得后天之气也……人之始生,本乎精血之源,人之既生,由乎水谷之养,非精血无以立形体之基,非水谷无以成形体之壮。"脾居中焦,运化水湿,其功能健旺,则全身水液得以运化、转输、布散全身,其吸收水谷精微后所剩余水分,可及时转输至肺与肾,通过肺、肾之宣降气化功能变为汗及小便而排出体外。

## 二、脾胃与肾脏病的联系

肾脏病虽病本在肾,然因"水肿""肾风""尿浊""尿血"等病证的主要病理因素之一为湿邪,而《素问·至真要大论》云:"诸湿肿满,皆属于脾",《景岳全书》也曾提及:"凡水肿等证,乃脾肺肾三脏相干之病。盖水为至阴,故其本在肾……水惟畏土,故其制在脾。"故肾脏病其制在脾。

脾为后天之本,化生气血以充先天之肾;若脾失健运,则先天易失养,可加重肾虚。同时,慢性肾衰竭早期患者以脾虚者为多,且逐渐转化为脾肾气虚证及其他证型,提示中焦脾胃可能为反映病变进退之枢机。慢性肾脏病临床以脾肾两虚证为常见。脾肾气虚则气化无权,水湿潴留,则易发水肿;肾失封藏之职,脾运不健,升清无力,固摄无权,则可出现蛋白尿和血尿。诚如沈金鳌在《杂病源流犀烛》中所云:"脾肾法宜兼补……肾虚宜补,当更扶脾,即欲壮脾,不忘养肾可耳"。

## 三、常用脾胃相关治法

肾科培元流派临床常用黄芪、白术、山药等健脾益气药物,以顾护脾胃。

### (一)健脾益气、理气化湿

本法适用于脾胃气虚兼湿滞证。主症为大便稀溏、食欲欠佳、神疲乏力、舌质淡胖、边有齿痕、苔白腻。常选方包括参苓白术散、香砂六君子汤等方剂加减。若湿重于热者,加薏苡仁、茯苓等;若风湿重者,可加防己、徐长卿等。

### (二)芳香醒脾、利湿泄浊

本法适用于湿浊内蕴且尚未明显化热之证。主症为中脘痞满、腹胀纳呆、口黏不爽、口中秽气、大便不畅且稀溏、舌体胖大、苔厚腻。常选方为三仁汤加味。

### (三)辛开苦降、寒热同用

本法适用于湿浊中阻而化热,呈湿热之证者。主症为食欲缺乏、口苦口黏、恶心呕吐或欲呕、大便秘结不畅、舌苔黄腻、脉滑数或滑。辨其寒热主次之后,采用黄连温胆汤、苏叶黄连汤、半夏泻心汤加减。

### (四)脾胃分治、顺调中焦

脾病多以气虚证和水湿证为主,治宜健脾助运为主,可酌情佐以升提之品;胃病多以胃的受纳腐熟功能失常和"火热"为主,治宜清热,和胃降浊。

### （五）健脾固卫、以防外邪

肾脏病患者久病多虚，卫气不固，易反复感冒，导致肾病复发或加重。同时，肺宣发的津液和卫气均来源于脾胃运化的水谷精微，故脾土可生肺金。

## 第三节 活血通络，运行血气

### 一、瘀血

久病入络为瘀，血不利则为水，瘀血既是肾系疾病病理产物也是重要的致病因素。水与血在生理上皆属于阴，相互倚行，互宅互生，故在病理上，瘀血可致水肿，如《素问·调经论》曰："孙络水溢，则经有留血"。脏腑阳气受损，血失温运而留滞为瘀，瘀阻气滞，瘀阻水停，气滞水停，均发水肿。瘀血久聚，结成癥积。血瘀是癥积形成的关键，在正气亏虚的基础上，气滞、血瘀、痰浊蕴结体内，结聚于肾脏使疾病顽固难愈。

### 二、瘀血与肾病的关系

瘀血既是病理产物，又是致病因素。肾病可以导致瘀血的形成，瘀血可以使肾病加重或缠绵难愈。

### （一）瘀血与水肿

水肿形成的病机关键是人体气化功能障碍，津液运行不畅，溢于肌肤。若瘀血内停，阻滞气机，津不畅行，则可溢于肌肤而为水肿。在慢性肾病的病程中，瘀血和水肿是可以互相影响的，水湿内停可以阻滞血液的运行而致血瘀，瘀血内停也可影响津液的运行而形成水肿。《金匮要略·水气病篇》云："妇人则经水不通；经为血，血不利则为水，名曰血分""经水前断，后病水，名曰血分……先病水，后经水断，名曰水分"。

### （二）瘀血与蛋白尿

蛋白尿形成的基本病机是脾肾功能失调，即脾不统摄，清气下陷，肾失封藏，精气外泄。当然，导致脾肾功能失调的原因很多，从正虚而言，有脏腑的虚损，从邪实而言，则有外邪、水湿、湿热、瘀血等。邪实之中，瘀血的重要性是不言而喻的，如瘀阻肾络，精气不能畅流，壅而外溢，则精微下泄而成蛋白尿。

### (三)血尿

血尿属于中医血证的范畴,凡是能引起出血的病因都可导致血尿。中医认为"离经之血为瘀血",离经之血排出体外的就是出血,蓄于体内的就是瘀血。因为离经之血并不可能全部排出体外,所以可以认为只要有出血就肯定有瘀血。肾炎血尿,特别是慢性肾小球肾炎的血尿,除了有"离经之血为瘀血"的病机外,还存在"久病入络为瘀血"的病机,可见血尿的瘀血是不可忽视的。

### (四)瘀血与高血压

高血压主要应从中医的眩晕进行探讨。眩晕的基本病机是"升降反作",即清阳当升不升,清窍失养,浊阴该降不降,蒙蔽清窍。瘀血内阻是导致"升降反作"的重要原因。

### (五)瘀血与肾功能损害

肾功能损害所影响的生理功能主要是气化功能(即水液代谢和分清泌浊的功能)。由于气化功能受损,导致浊邪内留,清浊相混,继则或浊邪化热生毒,生风动血;或化寒成痰,蒙神闭窍;或浊瘀互结,残害五脏,变证蜂起,产生尿毒症的种种表现。其中瘀血阻滞是影响人体气化功能的原因之一,而浊邪既成之后又可加重瘀血,病至晚期,浊瘀互结是肾功能持续损害和不可逆转的重要因素。

### 三、活血化瘀

肾脏病之初,因三焦气化功能失常,即有肾络痹阻,瘀血内生,加之湿邪内停,阻滞气机,而使血行不畅,瘀血更甚。又肾脏病迁延日久,久病入络,又必有瘀滞。另外,肾小球本身就属毛细血管丛,一旦发生病变,当多有瘀阻,故肾脏病临床中应特别注重活血化瘀法的运用。

### (一)行气活血法

本法用于瘀血阻滞,经脉不通,气机失畅之证。症见腰身疼痛,痛有定处而如针刺,舌有瘀斑瘀点,唇暗,两目暗黑等。方用血府逐瘀汤、活络效灵丹、桂枝茯苓丸等。

### (二)活血利水法

本法用于阳气不足,血脉瘀阻,气化行水失权所致之水肿、气短咳逆、胁下痞块、口唇发绀、舌暗有瘀等症。以桃红四物汤合四苓散治之。

### (三)行瘀通闭法

本法用于瘀血败精阻滞于内或瘀结成块,阻塞于膀胱、尿道,导致小便不通、小腹胀痛、舌质紫暗或有瘀点等。代抵当丸为代表方。

### (四)益气活血法

本法用于正气亏虚,血行不畅,瘀血阻络之证。代表方为补阳还五汤等。该法可广泛应用于各种急性肾小球肾炎、慢性肾小球肾炎、肾病综合征,也可用于狼疮性肾炎、高血压肾病等继发性肾病。

# 第四节　整体观念,因人而治

## 一、肺肾相关

肺与肾在生理上的关系,主要体现在水液代谢与呼吸运动两方面的协同作用和依存关系。肾主水,肺主通调水道,为"水之上源"。肺、肾的协同,保证了水液的正常输布与排泄。肺的宣发肃降和通调水道,有赖于肾阳的蒸腾气化,而肾的主水功能亦有赖于肺的宣发肃降和通调水道。一旦肺失宣肃,通调水道失职,必累及于肾,而致尿少,甚则水肿。肾阳不足,关门不利,则水泛为肿,甚则上为喘呼,咳逆倚息而不得平卧,诚如《素问·水热穴论》所说:"其本在肾,其末在肺,皆积水也"。肺主呼气,肾主纳气,"肺为气之主,肾为气之根"。此外,肺气肃降,有利于肾之纳气;而肾气摄纳,也有利于肺之肃降。因此,肺、肾在呼吸运动方面,既有协同作用,又有依存关系。

若肾的精气不足,摄纳无权,气浮于上;或肺气久虚,久病及肾,均可导致肾不纳气,出现呼吸浅表、动则气喘等症。此外,肺与肾之间的阴气也是相互资生的,肾阴为一身阴气之根本,所以肺阴虚可损及肾阴。反之,肾阴虚亦不能上滋肺阴。故肺肾阴虚常同时并见,而出现两颧嫩红、骨蒸潮热、盗汗、干咳音哑、腰膝酸软等症。肾炎、肾病综合征患者常见卫表气虚,卫外失固,易受风邪外袭,使肺气闭塞,通调水道失职,水液不能正常敷布,无以下输膀胱,泛溢肌肤,而发为水肿。水肿日久,必损伤脾肾,致正虚邪实,病情迁延,而脾肾气虚,又易复感外邪,致反复发作。中医认为肺肾相关,急性肾小球肾炎多犯肺系,从肺论治,可使原发疾病及早得到处理;慢性肾小球肾炎、肾病综合征、IgA 肾病从肺论治对于调整脏腑气化功能也非常重要。

## 二、肝肾同源

肝与肾在生理上的关系,主要体现在血与精之间和阴阳之间的相互依存关系。在病理上,如肝之阴血不足可以引起肾之阴精亏损,甚至相火妄动;肾之阴精亏损亦能导致肝之阴血不足,如"水不涵木"。另外,肝主疏泄与肾主封藏之间亦存在着相互制约、相反相成的关系,主要表现在女子的月经来潮和男子泄精的生理功能。肾病综合征及尿毒症可出现肝脏损害,而使用激素、免疫抑制剂、雷公藤制剂等治肾药物出现的肝功能损害更为常见。患者可出现食欲减退、恶心、呕吐、谷丙转氨酶升高,甚至可出现黄疸。从中医辨证来说,肝肾同居下焦,肝木需赖肾水之濡养,肾精充足,则肝得以滋养。肾精不足,肝失濡养,或致肝肾阴虚,或致阳亢风动。而肝失疏泄,气机不利,也可致水气内停。故在肾炎、肾病综合征中常可见由肝及肾,或由肾及肝,终至肝肾同病,如肝气郁滞、肝胆湿热、肝阴不足等证型的肾炎、肾病综合征。因肝主疏泄,能调节全身气机,推动血液和津液运行,如肝失疏泄,可导致津液输布代谢障碍,而发为水肿,故治肝有助于消肿,治肝有助于治肾。肝实之证主要为肝气郁滞及肝经热盛,肝虚之证主要为阴血亏虚,肝经失养。

## 三、心肾相交

心与肾在生理上的关系,主要体现在两方面:一是在心阴心阳与肾阴肾阳之间的依存关系;二是在心血与肾精之间的依存关系。心五行属火,居上焦而属阳;肾五行属水,居下焦而属阴。从阴阳、水火的升降理论来说,位于下者,以上升为顺;位于上者,以下降为和。《素问·六微旨大论》说:"升已而降,降者为天,降已而升,升者为地。天气下降,气流于地,地气上升,气腾于天。"表明阴阳水火升降原理。心有阴阳,肾亦有阴阳,各自相互对立依存,以维持动态平衡。心之阴阳必须下降于肾,而充养肾之阴阳;肾之阴阳必须上升至心,以濡养温煦心之阴阳,只有心肾阴阳之间的上下交通,相互依存,才能保证这两脏之阴阳充足,并维持动态平衡关系,而称为心肾相交,也即是"水火既济"。《格致余论·房中补益论》谓:"人之有生,心为火居上,肾为水居下,水能升而火能降,一升一降无有穷已,故生意存焉。"反之若心火不能下降于肾而上亢,肾水不能上济于心而下泄,肾无心火则水寒,心无肾水则火炽,心肾之间的生理功能就会失去协调,而出现一系列的病理表现,即为"心肾不交"或"水火不济"。心主血,肾藏精,血与精之间可以相互化生。血化为精,如《医原》所说:"谷气归心,奉君火而化赤;赤血得金气敷布,下行入肾化精"。精化为血,如《张氏医通·诸血门》所说:"精不泄,归精于肝而化清血"。这种精血互生关系,既体现了心、肾在生理上的关系之一,亦为心肾相交、水火既济的功能创造了物质基础。

总之,中医认为人体是一个有机整体,是由若干脏腑所组成的。各个脏腑都有着各自不同的功能,决定了机体的整体统一性。肾与其他脏腑有着极为密切的内在联系,肾病症状涉及多个脏腑,治疗中不能拘泥于肾,注意整体调摄,辨证论治。

# 第五节 未病先防,已病防变

## 一、未病先防

未病先防为治未病的最主要、最主导的原则。自古以来,中医学者注重预防重于治疗的观念,而且强调疾病发生前应采取积极的预防措施。"正气存内,邪不可干",人应该顺应自然的规律,平素注重养生保健,达到"真气从之,精神内守,病安从来"。

### (一)平衡阴阳

体内阴阳保持协调平衡,则人体的生命活动正常,若人体阴阳失衡,出现偏盛或偏衰,就会造成人体生命活动失常,处于疾病状态。因此,维持阴阳平衡是中医治未病的关键和根本目的。

### (二)调养精神,舒畅七情

中医学强调"形神合一""形与神俱",因为机体为形神相依的统一体,所以不仅应注重形体,而且应重视养神。形体是生命的住宅,气血是生命的支柱,精神是生命的主宰。若失去了精神的作用,则三者都会受到损伤。因此通过调养精神,可以实现抗邪防病,达到治未病的目的。

情志为五脏精气所化生,情志分别归属于五脏,而具有生克乘侮的规律,因此根据相互克制和相互制约的关系运动而变化。调养精神,舒畅情志,则会气机调畅、气血平和,可增强机体抗邪能力。调养精神,则会提高正气的抗病能力,可防未病之患。

### (三)饮食调理

许多疾病是饮食不节造成的,所以"调节饮食"为治未病的主要原则,在历史上素有"医食同源"之说。虽然饮食所伤直接影响脾胃,但与肾脏亦密切相关,会导致精血生成不足、生理功能异常。合理饮食应做到"五谷为养,五果为助,五畜为益,五菜为充",使后天脾胃健旺,气血调和,达到防病治病的目的。

### (四)强身健体

适宜的运动和劳动可增强人体对自然界的适应能力,使机体气血调和、脏腑功能旺盛、情绪舒畅、精神愉快、精力充沛、思维敏捷、反应灵敏、提高抗病能力,从而可以防病治病,延年益寿。许多古代医家对强身健体的养生法有独特的认识,其中主要为导引术,导引既能治病,也能防病,既可以祛除外邪,又可以活血行气、疏通筋脉。

## 二、已病防变

已病防变是指在疾病将要发生或发展过程中,应采取合适的治疗措施,阻止疾病的发展及传变,为治未病思想基本原则的重要组成部分。在疾病发生后,随着邪正的力量变化,随之影响疾病的发生发展及预后。因此,诊治疾病时,除了对疾病采取适当的治疗措施以外,还必须准确地预测疾病的传变趋向,预防和阻止疾病的传变及发展。

### (一)已病调养

#### 1.外避邪气

外感邪气是发生疾病的重要因素之一,为了保护机体,应慎避外邪,主要是六淫、疠气等。若已发生疾病,应及时采取相应的治疗措施,同时慎避感染其他邪气,防止病情进一步发展。在治疗疾病的过程中,应通过辨证施治治疗疾病,同时要注重保护正气。

在临床上,治疗肾病的过程非常重视慎避外邪,外邪易致肾病,而且可使病情恶化,因此治病中要注重防止外邪侵袭,尤其是寒邪。急、慢性肾小球肾炎等各种肾病患者,正气虚弱,卫外不固,容易感受外邪,使病情加重。若治疗不当或调理不适,就会引起急、慢性肾衰竭,因此不仅要积极治疗原发病,而且要注重预防感染,防止肾病的加重。

#### 2.舒畅情志

正常的情志活动受到突然或强烈的刺激,使气机失调,则脏腑功能失常,从而导致疾病的发生。因七情与五脏相应,七情不节可直接损伤五脏,即怒伤肝、喜伤心、思伤脾、忧伤肺、恐伤肾,且影响所属脏腑的气机,导致脏腑功能失常。人体情志活动的物质基础为五脏的精、气、血,脏腑精、气、血的有余或不足以及运行失常,则会导致情志的异常变化。反之,情志的异常改变,又会影响脏腑的生理功能,导致精、气、血的生成和运行出现异常变化。因此,七情不节对人体健康有极大的影响,既能导致疾病,又能使病情进一步发展,甚至引起猝死。舒畅情志不但可防止疾病的发生,而且有助于疾病治疗及避免疾病的恶化,因此在治疗疾病的过程中,在进行适当的治疗的基础上,应该重视调畅患者的精神、情志,减少情志波动,改变患者的不良心理状态,从而提高疗效。

长期的临床经验提示,对肾病患者在治疗的基础上,用情志调节法来调畅情志,结果90%以上的肾病患者的病情有不同程度的好转,取得了较为满意的疗效。而且一定要明确地分析、掌握患者的情志波动,及时采取相应的治疗措施,从而体现"补养精神"之法。

### 3.起居有常

起居有常是指在日常生活的各个方面有一定的规律,而且符合自然界和人体的生理机制,为我国古代医家已重视的养生法之一,主要包括顺应自然、作息有度、劳逸适合、房事有节等。许多古代医家主张要调摄起居,生活作息有度,这些因素不仅是治未病的重要原则,而且是已病调养中不可忽略的原则之一。

### 4.饮食有节

在治病过程中,如饮食不慎而致脾胃气滞,或平素脾胃虚弱,更加不能消谷,均可导致病邪不解,使病情恶化,难以病愈。因此,饮食调理对已病调养十分重要,尤其会影响疾病的预后和转归。在已病调养中应该注重调节饮食,其方法可归纳为3种:一是调和阴阳,二是饮食节制,三是调和四气五味。

### 5.用药精当

药物治疗是疾病治疗过程中最重要的措施,若用药精当,疾病可好转或痊愈,从而保持身体健康;但用药不当时,会造成病情恶化,或出现不良反应导致新的疾病,甚至使患者死亡。辨证论治是中医学对疾病认识和治疗的基本原则,是中医学的精华。辨证为确定治法的前提,其是否正确,视论治的效果而定,用药时首先要辨证正确,才能得到较好的治疗效果。总之,只有用药精当,才能避免病情恶化和传变,故成为既病防变的重要原则之一。

### (二)已病防传

中医学认为,传变是指疾病的转移和变化。具体而言,传是指病邪或病情循着一定的趋向传移和发展;变是指在某些特殊条件下,病邪或病情不循一般规律发生改变。传变的形式有病位传变和病性转化。病位传变可分为六经传变、卫气营血传变、三焦传变的外感传变、脏腑经络之间的内伤传变。病性转化包括寒热转化和虚实转化。影响传变的因素主要有正气的盛衰、邪气的轻重、治疗是否得当。正气充盛、邪气较轻、治疗得当,则疾病不易传变。因此,临证不但要注重治疗原发病,而且还要重视防止传变的发生。

# 第三章

# 肾病理论与临床

## 第一节 中医对肾的认识

### 一、肾系解剖位置

中医学对于肾脏在机体的部位及形态早有观察、论述和记载,它主要包括肾脏、膀胱、肾与膀胱的经络循行三部分。

#### (一)肾脏部位

我国古代医家在不同历史阶段对肾脏的解剖部位都有论述记载,早在《素问·脉要精微论》中就有"腰者,肾之府"的论述。又如《难经·四十二难》说:"肾有两枚,重一斤一两,主藏志。"已经很清楚地说明人体有 2 个肾脏,而且确定了每个肾脏的重量,其所说之肾即指西医学所论述之肾脏,但与西医肾的功能不同。再如《难经·三十六难》说:"藏各有一耳,肾独有两者"。明代医家张景岳描述更为具体:"肾有两枚,形如豇豆,相并而曲,附于脊之两旁,相去各一寸五分,外有黄脂包裹,各有带两条……"据以上各大家所论,中医学所说的肾脏的部位、形态、重量均与现代解剖学肾脏基本相同。

#### (二)膀胱部位

膀胱又名脬,位于下腹部,属于下焦区域,为囊性器官。在五脏六腑器官中,它的位置最低,是机体津液代谢所剩余之浊液汇聚之所。古代医家对膀胱的形态及部位已有详细论述,在《难经·四十二难》中说:"膀胱重九两二铢,纵广九寸,盛溺九升九合。"《医宗必读》中说:"膀胱当十九椎,居肾之下"。从古人对膀胱的论述来看,与西医学解剖之膀胱基本一致。

### (三)肾与膀胱的经络循行关系

在中医藏象学说中,肾与膀胱相表里,即肾与膀胱通过经络相互络属,构成了相互依存的表里关系,两脏腑一阴一阳,直接或间接地共同管理着津液的升降、输布、循环代谢。

1.肾经的循行部位

《灵枢·经脉》说:"肾足少阴之脉,起于小指之下,斜走足心,出于然谷之下,循内踝之后,别入跟中,以上踹内,出腘内廉,上股内后廉,贯脊,属肾,络膀胱。"

以上是说,足少阴肾经起始于足小趾下,斜走足心,出内踝前的然谷穴下,沿内踝骨的后面转入足跟,由此上行经小腿内侧后缘,再沿大腿内侧后缘,贯穿脊柱连属肾脏,联络与本脏相表里的膀胱。

2.膀胱经的循行部位

《灵枢·经脉》说:"膀胱足太阳之脉,起于目内眦,上额,交巅。其支者,从巅至耳上角。其直者,从巅入络脑,还出别下项,循肩髆内,挟脊,抵腰中,入循膂,络肾,属膀胱。"

上意是足太阳膀胱经起始于眼内角,上行额部,交会于头顶。它的支脉从头顶到耳上角,直行的经脉则从头顶入内络脑,回出下行项部,沿着肩胛骨内侧夹行于脊柱两旁,到达腰部,沿着脊旁肌肉深层行走,联络与本经相表里的肾脏而连属膀胱。

上述经文描述了肾与膀胱经的循行路线、络属关系。

## 二、肾的主要生理功能

### (一)肾藏精,主生殖

藏精是肾的主要生理功能。所谓"藏",即贮藏之意。故《素问·六节藏象论》说:"肾者,主蛰,封藏之本,精之处也"。"蛰"是蛰伏潜藏之意,形象的比喻肾藏精的生理功能。精藏于肾,肾气不衰,封藏固秘,可防止精的无故流失。肾藏精的功能十分重要,是生养身体的根本。生,先天之精为生身之本;养,后天之精为养身之源。而肾所藏之精属物质为"阴精",这种"阴精"物质又可转化为功能,即肾精可转化为肾气(阳气)。肾中精气的盛衰,决定着人体的生殖、生长发育功能的旺盛与衰退。

### (二)肾主骨生髓

中医学认为,骨的生成主要依靠于肾,肾藏精、精生髓、髓养骨,因此,肾-精-

髓-骨是一个不可分割的系统。故《素问·阴阳应象大论》说："肾生骨髓"。凡肾精充足，则骨髓化生有源，骨质得养，则发育良佳，骨质致密，坚固有力，动作灵敏，能耐久劳作。反之，如肾精亏少，骨髓化生无源，骨骼失去滋养。正如《素问·痿论》所说："肾气热，则腰脊不举，骨枯而髓减，发为骨痿。"即热邪侵袭肾脏，伤及肾精，肾精亏损，骨失所养，则腰脊不能伸举，酸软乏力或肢体痿弱。

牙齿属骨骼的一部分，是骨髓延伸体外而形成，故"齿为骨余"。因齿与骨同为一体，所以牙齿亦为肾中精气所滋养。精髓充则牙齿坚，不易摇动和脱落。

肾主骨生髓，髓有骨髓、脑髓、脊髓之分。藏于骨腔内为"骨髓"；位于脊椎骨内为"脊髓"；储于头颅腔中的为"脑髓"。脑为髓汇聚而成，又称"脑为髓海"。这3种髓均由肾精所化生。因此，肾中精气的盛衰，不仅影响骨的生长发育，而且也影响到髓的充盈和脑的功能作用。

肾主骨生髓这一理论，在临床中通过实践进一步得到证实，应用补益肾脏之药，可加速骨的愈合，增加骨的坚韧度。

### (三)肾开窍于耳及二阴，其华在发

肾的开窍与其他脏腑有异，其他脏腑都开窍于上，肾上下均有开窍处。耳为五官之一，为听觉器官，能辨各种声音。听觉的聪敏与否，与肾脏有密切关系，与肾中精气盛衰有直接关系。肾主藏精，肾精上通达于耳，使听觉正常聪敏。《灵枢·脉度》说："肾气通于耳，肾和则耳能闻五音矣。"

肾除开窍于耳之外，在下尚开窍于二阴，即指前阴和后阴。前阴是指外生殖器及排尿之道，有排尿和生殖功能，故又有精窍和尿窍之分。尿窍通于膀胱，精窍通于胞室。尿液的排泄虽由膀胱所主，但仍需靠肾的气化功能才能正常。人的生殖功能皆为肾气所主。故尿的改变，如尿频、多尿、少尿、余沥不尽等常责之于肾。生殖功能的异常多与肾精不足密切相关。后阴为肛门，内与大肠相接，主要排泄粪便。大肠与肺相表里，似不涉及肾，粪便的排泄主要靠胃的受纳、脾的运化、大肠的传输，其精华部分散布全身，而糟粕下走大肠由肛门排出体外。但因肾为封藏之官，膀胱的开合、肛门的启闭，也受肾精的气化、肾阳的温煦、肾阴的滋润等作用调节主持。因此，肾脏气化正常，膀胱肛门启闭有度，二便得及时排出，中气得以内守。

肾其华在发，发泛指毛发，主指头发。头发的润养、生长主要靠血液的功能，故有"发为血之余"之称。但血之来源是由精的化生而来，精血同源互化，精足则血旺，血旺则发荣。故《素问·六节藏象论》说："肾者，主蛰，封藏之本，精之处也；其华在发"，即可印证肾对发的作用。

### 三、肾与其他脏腑功能的相互关系

#### (一)肾与脾的关系

肾为先天之本,脾为后天之本,因此肾与脾的关系主要表现为先天及后天的滋养关系。肾藏先天之精,但肾中精气的充足依赖于水谷精微的不断生化与补充,后天水谷精微的补充必须依靠后天之本。而脾的运化吸收功能正常必须靠肾精气(元阴、元阳)激发及温煦助动,脾土温和,中焦自治。所以在生理方面,脾与肾是相互滋养、互相促进的。

在水液代谢方面,脾主运化水液,肾主气化开合,脾肾两脏配合,使水液代谢通利,共同维持水液代谢平衡。在脾肾病变情况下,往往相互影响。如果肾阳不足不能温煦脾阳,则脾阳继而虚弱,久虚则可影响肾精补充,可进一步损害肾阳,出现肾阳虚损的证候,最后导致脾肾两虚证。如果脾虚不运,肾虚不化,开合不利,水液代谢紊乱,泛溢为水肿或胸腔积液、腹水等症。

#### (二)肾与肺的关系

肾与肺的关系主要体现在水液代谢、呼吸、脏腑阴液3个方面。

##### 1.在水液代谢方面的关系

肾为主水之脏,具有气化功能而升清降浊,以主持水液代谢。肺为水之上源,具有宣发肃降功能,能通调三焦水道,使上焦之水液下输于肾,再由肾蒸腾气化,因此肺肾互用以维持水液代谢平衡。

##### 2.在呼吸方面的关系

人体呼吸功能的正常维持需要肺肾两脏协调共事,互相为用。肺主气司呼吸,但又需肾主纳气来协助,人从自然界吸入的清气,需在肺肃降的作用下,下归于肾,由肾摄纳而储之。如肾中精气充盛,摄纳功能正常,则能摄纳肺吸入的清气,就可使呼吸平稳、深沉。因此,明代张景岳说:"肺为气之主,肾为气之根",肺主出气,肾主纳气。

##### 3.在脏腑阴液方面的关系

肾阴为一身之阴的根源,它对各脏腑之阴具有滋养作用。因此,肾阴能滋助肺阴,致使肺阴充足而不易出现病证。另外,肺之肃降,促使肺之阴精下输于肾,使肾之阴精得到滋养。因此,肾阴滋助肺阴,肺阴也可滋助肾阴,两脏互为致用,相互滋养。

#### (三)肾与肝的关系

肝与肾的关系主要表现在肝肾同源和阴阳互相联系两方面,《灵枢·经脉》

述:"其直者,从肾上贯肝膈"说明肝、肾二脏由经脉相连。

### 1.肝肾同源

肝、肾同居下焦,是指肝、肾的功能都以精血为物质基础。肝藏血,肾藏精,精能生血,血能化精,肝血有赖于肾精滋生,肾精足则肝血旺。肾精亦赖肝血的滋养,肝血旺则精有化源,而肾精充盛。正是由于精血之间互相化生,所以肾精与肝血,盛则同盛,衰则同衰。因此,肝肾同源又称"精血同源"。另外,肝血、肾精都以水谷精微为其物质基础,故肾精、肝血又同源于水谷精微,靠水谷精微的不断充养才能旺盛。肝肾同源的另一含义是同具相火。所谓相火,是以君火相对而言,肝肾皆内寄相火,而相火则源于命门。因此,又有肝肾同源于命门的论述。

### 2.肝肾之阴阳相互联系

肾阴为一身阴液本源。除了肾本身保持阴阳平衡以外,肾阴又可滋补肝阴(水生木),肝阴得到肾阴滋补,从而保持肝的阴阳平衡协调,即肝阴抑制肝阳,使肝阳不易亢逆于上。由于肝、肾在生理方面有很密切的关系,如肾阴不足,肝失滋养,肝阴易虚;若肝火过亢,阳气有余,亦可下劫肾阴,导致肾阴亏损。如果肾阴不能滋养肝阴,肝阳上亢于上,可出现头晕、耳鸣、腰酸、膝软、头重脚轻等上盛下虚证候,中医称其为"水不涵木"。

### (四)肾与心的关系

心属阳,位居上焦,其性属火;肾属阴,位居下焦,其性属水。肾与心的关系表现在以下方面。

### 1."心肾相交""水火相济""阴阳互根互用"的关系

在正常生理情况下,这种关系主要表现在心阳下交肾阳、肾阴上济心阴。心脏的阴阳平衡,还需肾脏的协助,即肾协助心维持阴阳平衡;反之,肾的阴阳平衡亦需心的协助。心阳下助肾阳,则使肾水不寒,即肾阳可得到心阳的帮助,维持肾阳的阴阳平衡;肾阴上济心阴,则使心阳不亢,心阴得到肾阴滋助,维持心的阴阳平衡。这种心火肾水上下交通、互相既济的关系,称之为"心肾相交""水火既济""阴阳互根互用"。人之一生,就心、肾两脏而言,水火宜平不宜偏,宜交不宜分。

### 2.肾阳心阳的关系

正常生理情况下,心阳需得肾阳之助方可稳固,得以涵守而不虚,亦说明心阳之用仍以肾中元阳为基础。

### 3.肾精心血互生关系

心主血,肾藏精,精能生血,血能化精,精血互相滋养。因此,肾精亏损不足而致心血不足,或心血不足致使肾精亏损,所以肾病和心病常互为因果。

### 4.肾助神志活动

心主脉而藏神,肾主骨而藏精与志,精血互生,血液是神志活动的物质基础。因此,心肾功能协调则神志功能活动正常;若心肾功能失调或肾精、心血亏损,均可呈现神志活动异常。如肾精不足可致虚而不养神,表现为心烦失眠、健忘头晕、精神不振、记忆力减退、倦怠乏力、腰酸膝软等。

### (五)肾与膀胱的关系

肾与膀胱通过经脉互相络属,构成表里相合关系。《难经·三十五难》说:"膀胱者,肾之府",充分说明肾与膀胱的联系非常密切。《素问·灵兰秘典论》说:"膀胱者,州都之官,津液藏焉,气化则能出矣。"肾主水液气化代谢,贯穿水液代谢始终,膀胱主藏贮和排泄尿液。膀胱的开合功能取决于肾的气化作用,肾的精气充盛,固摄有权,膀胱开合有度,则排泄尿液的功能正常;如肾气不足,气化不利或固摄无权,就可以出现排尿异常,并可引起水液代谢紊乱。

### (六)肾与三焦的关系

《灵枢·本藏》说:"肾合三焦膀胱",从脏腑相合表里关系来看,五脏中多是一脏合一腑的表里关系,唯有肾与膀胱、三焦两腑为相合表里关系。《素问·灵兰秘典论》说:"三焦者,决渎之官,水道出焉。"说明三焦为水液代谢和气机升降之道路。三焦之腑甚大,又有上、中、下各焦之分。因各焦所藏脏腑不同,其功能有别:上焦如雾、中焦如沤、下焦如渎。肾与三焦相合,基本指下焦肝肾;中焦的功能与脾胃关系密切;上焦与心肺关系密切。三焦的水液代谢、气机升降,均与肾主水液密切相关,均是通过肾精和元阴元阳的滋润、温煦、气化作用使三焦与膀胱气机畅、水道通。当肾、膀胱、三焦中有任一脏腑发生病变,均可出现气机阻、水道塞的病证,尤以肾脏有疾而为著。

### (七)肾与脑的关系

脑为奇恒之腑,居颅内。中医认为肾藏精,精生髓,髓聚而成脑。髓通于脑,与肾有其内在关系,故《灵枢·海论》说:"脑为髓之海"。头者,精明之府,《灵枢·经脉》说:"人始生,先成精,精成而脑髓生",说明脑髓为肾精所生。"脑为元神之府",说明脑主宰人的神志、精神思维活动。如此而说,肾精的盛衰影响到脑髓的充盈和大脑的功能。肾精充足,髓海满盈,脑得其养,则耳目聪明、思维敏捷、精力充沛、记忆力强。反之,若肾精不足,髓海失充,脑的功能受到影响,小儿多表现为发育不良而五迟五软、智力低下,成人多表现为记忆力差、精神萎靡、注意力不集中、思维反应缓慢、倦怠等症。

# 第二节　肾病与体质

## 一、中医体质分类

中医将体质分为气虚质、阳虚质、阴虚质、痰湿质、湿热质、血瘀质、气郁质、特禀质、平和质 9 个类型。

### (一)气虚质

元气不足,以疲乏、气短、自汗等气虚表现为主要特征。一般肌肉松软不实,性格内向,不喜冒险,不耐受风、寒、暑、湿邪。易患感冒、内脏下垂等病,病后康复缓慢。

常见表现:平素语音低弱,气短懒言,容易疲乏,精神不振,易出汗,舌淡红,舌边有齿痕,脉弱。

### (二)阳虚质

阳气不足,以畏寒怕冷、手足不温等虚寒表现为主要特征。一般肌肉松软不实,性格多沉静、内向,耐夏不耐冬,易感风、寒、湿邪。易患痰饮、肿胀、泄泻等病,感邪易从寒化。

常见表现:平素畏冷,手足不温,喜热饮食,精神不振,舌淡胖嫩,脉沉迟。

### (三)阴虚质

阴液亏少,以口燥咽干、手足心热等虚热表现为主要特征。一般体形偏瘦,性情急躁,外向好动,活泼,不耐受暑、热、燥邪。易患虚劳、失精、不寐等病,感邪易从热化。

常见表现:手足心热,口燥咽干,鼻微干,喜冷饮,大便干燥,舌红少津,脉细数。

### (四)痰湿质

痰湿凝聚,以形体肥胖、腹部肥满、口黏苔腻等痰湿表现为主要特征。一般体形肥胖,腹部肥满松软,性格偏温和、稳重,多善于忍耐,对梅雨季节及湿重环境适应能力差。易患消渴、中风、胸痹等病。

常见表现:面部皮肤油脂较多,多汗且黏,胸闷,痰多,口黏腻或甜,喜食肥甘甜腻,苔腻,脉滑。

### (五)湿热质

湿热内蕴,以面垢油光、口苦、苔黄腻等湿热表现为主要特征。一般形体中等或偏瘦,容易心烦急躁,对夏末秋初湿热气候、湿重或气温偏高环境较难适应。易患疮疖、黄疸、热淋等病。

常见表现:面垢油光,易生痤疮,口苦口干,身重困倦,大便黏滞不畅或燥结,小便短黄,男性易阴囊潮湿,女性易带下增多,舌质偏红,苔黄腻,脉滑数。

### (六)血瘀质

血行不畅,以肤色晦黯、舌质紫黯等血瘀表现为主要特征。胖瘦均见,易烦,健忘,不耐受寒邪。易患癥瘕及痛证、血证等。

常见表现:肤色晦黯,色素沉着,容易出现瘀斑,口唇黯淡,舌黯或有瘀点,舌下络脉紫黯或增粗,脉涩。

### (七)气郁质

气机郁滞,以神情抑郁、忧虑脆弱等气郁表现为主要特征。一般形体瘦者为多,性格内向不稳定、敏感多虑,对精神刺激适应能力较差,不适应阴雨天气。易患脏躁、梅核气、百合病及郁证等。

常见表现:神情抑郁,情感脆弱,烦闷不乐,舌淡红,苔薄白,脉弦。

### (八)特禀质

先天失常,以生理缺陷、变态反应等为主要特征。过敏体质者一般无特殊;先天禀赋异常者或有畸形,或有生理缺陷。适应能力差,过敏体质者对易致过敏季节适应能力差,易引发宿疾。过敏体质者易患哮喘、荨麻疹、花粉症及药物过敏等;遗传性疾病如血友病、21-三体综合征等;胎传性疾病如五迟(立迟、行迟、发迟、齿迟和语迟)、五软(头软、项软、手足软、肌肉软、口软)、解颅、胎惊等。

常见表现:过敏体质者常见哮喘、风团、咽痒、鼻塞、喷嚏等;患遗传性疾病者有垂直遗传、先天性、家族性特征;患胎传性疾病者具有母体影响胎儿个体生长发育及相关疾病特征。

### (九)平和质

阴阳气血调和,以体态适中、面色红润、精力充沛等为主要特征。一般体形匀称健壮,性格随和开朗,对自然环境和社会环境适应能力较强。一般患病较少。

常见表现:面色、肤色润泽,头发稠密有光泽,目光有神,鼻色明润,嗅觉通利,唇色红润,不易疲劳,精力充沛,耐受寒热,睡眠良好,胃纳佳,二便正常,舌色淡红,苔薄白,脉和缓有力。

## 二、肾病发病与体质的关系

体质作为个体在生命过程中相对稳定的状态,贯穿于疾病的整个过程,影响着疾病和证候的发展和变化。如果将体质比喻为画面上的"底色"或"背景",则病证是画面上的"图像"或"前景"。体质的差异性是制约和影响病证的基本要素,决定着疾病的发生、发展、转归、预后上的差异,决定着病机的从化和证候的性质。

肾病的发病是肾病的起始阶段,标志着人体从健康状态进入病理状态。致病因素作用于人体是否导致肾病的发生,取决于邪正双方的力量对比。中医认为,正气不足是发病的内在因素,邪气是发病的重要条件。体质就其表现特征而言,从一定程度上反映了正气的盛衰状况,是肾病发生与否和肾病过程中表现出种种差异的根本原因。同一致病因素或同一种肾病,由于患者体质的差异,其临床表现、证型各不相同;不同肾病,由于患者体质相同,其临床表现、证型亦可大致相同。正是这种体质的差异性决定着个体对某些病邪的易感性,以及感邪后发病与否和发病的倾向性。

研究体质与疾病的关系是研究体质类型的主要目的。不同的体质因素导致不同疾病的发生以及不同的中医证型,并对病情的转归和疾病的预后起决定因素,体质和辨证共同反映着人的生理病理状态。中医学认为,人体内在脏腑阴阳气血偏颇和机能代谢活动相异性是导致体质差异的重要原因,简单说来,有什么样的体质,即容易罹患什么样的病。体质是证型形成的基础和内在依据,且贯穿疾病发生、发展及转归,它相对稳定但又可调,针对体质的禀赋性,对体质进行早期干预,可有效避免该体质好发病的发生,通过对体质特点进行优化,可调整明显的体质偏颇,减少疾病的发病率,减缓疾病的传变速度或降低疾病的复发率,对疾病的预防和治疗起着不可或缺的作用。

肾脏病种类极其繁多,原发性肾病及各种原因导致的继发性肾病,在体质辨识中,以气虚质、阳虚质、瘀血质较多。对某一肾脏疾病进行中医体质辨识,能够了解患病个体的气血阴阳盛衰情况,指导针对性地制订相应的干预方案,合理进行早期干预,选择相应的治疗方法;同时,对于未患病或病情尚未加重的个体进行个体化预防与养生教育,可有效地预防疾病的发生或加重。

# 第三节 肾病的病理因素

## 一、精气失调

肾的精气失调致使内生淫气邪毒是肾病发病的重要因素,在综合病理因素中最为突出,特别是在原发性肾小球肾炎、继发性肾小球肾炎等的发病机制更为重要。精气失调直接影响到肾脏病疗效、转归及预后,包括肾系组织器官精气的生成、精气的功能作用、精气的亢盛和亏损等异常的临床病理机制及表现。

肾的精气过亢,容易内生淫气湿毒,是肾脏疾病致病的重要因素。精气的根本在于肾,而精气的升降出入是气运动的根本形式。精气的过亢、过弱、升降出入运动失常均可导致肾脏的病变。在正常情况下,肾的精气和阴阳是相互依存、相互维系、相互制约的,从而维持着人体精气、阴阳的动态平衡及稳定。因多种致病因素将这一动态平衡稳定打破时,即出现了阴阳平衡失调、精气升降出入失常的病理改变,临床多见于气虚、气滞、气逆病证的表现。但现经多年临床观察发现,肾脏精气过盛、过亢为逆,同样是肾脏疾病的主要致病因素,它的病理机制主要是由于肾"阴精过盛",而易生成湿毒,这种湿毒为寒邪,既可直中脏腑经络,又可与体内其他湿邪、毒邪相结,损及肾的脉络而致病。再则肾的阳气过亢而生热邪,亦可直中肾的经络而致病,同时可与外邪相结产生湿热毒而致肾病。还有湿毒在体内郁久而化热毒致肾病。此为"精气过盛为毒""阳气过亢为邪"。当这些湿邪、热毒、血瘀阻滞肾络使血不循经,血行脉外而尿血;或湿热毒损伤肾络,气化失常,开多合少,清浊不分,精微下泄而尿呈浑浊,出现蛋白。湿热毒瘀损伤肾络导致气化、开合不利而使水液代谢失常,水滞肌肤而发为水肿,此阶段大多为肾病的初、中期,多为实证;久而不愈,发为虚劳、癃闭、关格等重症,此阶段多为虚证或虚实夹杂证。

中医学肾的气化作用,包括西医学的免疫调节功能。肾的气化功能是否健全、稳定、平衡,直接关系到肾是否健康。肾的气化功能过亢、过盛即可引发自身免疫性肾病和继发性免疫性肾病,如临床常见的肾小球肾炎、类风湿关节炎肾损害等肾病。此发病机制与现代免疫学中免疫功能失调一致,因抗体的增多而引起各种自身免疫性和各种变态反应性疾病。抗体与肾的精气相似,是肾精的一类,功能作用相同,故而发病机制一致。而精气与抗体在一定程度上与人体的遗传因素有关,即中医所述先天禀赋来自父母,遗传先天之精气相一致。

### 二、六淫邪气外侵

六淫是指风、寒、暑、湿、燥、火,这是自然界 6 种异常的气候现象,如果这 6 种气候现象顺行正常,即是中医所谓"六气"。异常的"六淫"易使人体致病,正常的"六气"对人体有益而无害。正如《素问·宝命全形论》所述,"人以天地之气生,四时之法成。"六气是万物生长的必需条件,人应顺应自然界之六气,依赖于水谷精微,应四时气候变换。万物之生长,收藏之精津,生生息息,循环往复。此为中医学所强调的"天人相应""天人合一"的整体观念。

六气化生于四季,一年四季分春、夏、秋、冬,循其一定的规律而循环往复,而四季生六气各有特点,春生风温、夏生热、长夏生暑湿、秋生燥、冬生寒凉。

六淫是指风、寒、暑、湿、燥、火的六气发生异常变化或过于急骤剧烈变化。当人体的抗病能力不能适应六气的反常变化时,人体的正常生理功能就被破坏,而失去协调平衡稳定,使人体罹患疾病,"六气"变为"六淫",成为外感致病因素的淫邪。

淫是淫胜太过之意,引申为异常。"六淫"指"六气"太过、不及、非其时,属不正之气,故又称"六邪"。因四季气候变化是有一定顺序而较规律的,如果出现非其时而有其气的太过或不及的情况,如春应暖和反而寒冷,秋季应凉爽反而炎热等,这对一切生物都是不利的。这种时令与气候脱节的"六淫"侵袭人体即能发病。故《素问·六节藏象论》述:"苍天之气,不得无常也。气之不袭,是谓非常,非常则变矣。"是说自然界的气运,不可没有正常规律,如果气运失其承袭就是反常现象,反常现象就会变成致病因素。再则,是指气候的变化过于急骤或剧烈变化,如暴冷暴热、酷冷酷热、阴雨连绵等都是反常的气候,对生物的生长发育均属不利。当人体抗病能力下降时,机体不能适应异常变化则可发病。六淫致病主要以孔窍肌肤而入为特征。

### 三、七情之气异变

七情在中医学中是指喜、怒、忧、思、悲、恐、惊这 7 种精神情志的变化。

七情所伤而致病是指情志波动过于突然、过于强烈、过于持久或过于反复,这种打击刺激,超过了人体本身的正常生理耐受程度和调节范围,影响人体生理,使人体的气机紊乱,脏腑的阴阳失调,从而导致疾病的发生,久之也可致脏腑发生器质性病变。此时,七情便成了致病因素,由于病从内发,故称其为内伤性致病因素。

七情致病不同于六淫,六淫之邪主要是从口鼻和皮毛侵入机体,而七情则是直接影响有关内脏而发病,故又称其为"内伤七情",是导致内伤病证的主要致病因素之一。

情志与肾脏疾病的关系非常密切,临床可分两方面:一是七情可以使肾脏直接患病,二是当肾脏患病时,情志可使肾病变化,致使肾病加重,影响疗效和预后。中医学认为,肾主藏精,为含志之脏,而志又由心神所发,故恐与惊为肾脏精气的反应。当惊、恐过激则直中肾脏,使肾脏气乱及气下,使肾的气机紊乱,肾气虚损,封藏不固,不能升腾而虚陷,造成阳痿、胆怯等症。恐则气下,临床可见二便失禁等。情志失调可致气机紊乱,气郁化火,耗伤阴津,而致相火妄动,耗伤真阴而肾虚。情志失调不仅是肾脏发病的直接原因,也是促使肾脏疾病向严重发展的重要因素。在肾脏病水肿、血尿、蛋白尿或肾功能不全的病程中,由于患者精神紧张或思虑过度,常导致病情反复变化不愈,甚则日趋严重,使正气渐虚,而邪气亢盛的表现愈加严重,肾脏的气血功能越加紊乱而失调。

**四、他脏患病累及肾脏**

乘侮致病起始于中医五行学说,而五行学说是中医基础理论独特的重要组成部分。

脏腑系统在有了疾病的情况下必定相互影响,谓之传变,即本脏之病可以传至他脏,而他脏之病也可传至本脏。

**(一)母子关系的传变**

"母病及子"又称"母虚累子",系疾病从母脏传来,并依相生方向侵及属子的脏腑。临床多见先有母脏证候,继之又见子脏证候,如水不涵木证,即肾阴亏损,不能滋养肝阴,阴不制阳,以致肝阳上亢。由于其病由肾及肝,由母传子,据相生关系,病虽有所发展,但相互滋生作用不绝,故病情较轻。

"子病犯母"又称"子盗母气",系疾病从子脏传来,侵及属母的脏腑。临床多见先有子脏的证候,继则又见母脏证候,如心肝火旺证,即心火先亢盛,而再致肝火上炎,肝为母,心为子,其病由心传肝,由子及母,则病情较重。因子壮母衰,邪盛而致,多为实证。

### (二)乘侮关系的传变

乘侮关系的传变主要包括"相乘传变"和"相侮传变"。

1.相乘传变

相乘传变是指相克太过而致疾病传变,如木亢乘土,即肝脾不和证和肝胃不和证,先是出现肝病证候,继而又出现脾气虚弱或胃失和降证候。病从相克方向传来,侵及被克脏器,故病情发展较重。

2.相侮传变

相侮传变是指反克为害,如木火刑金,肝火犯肺之证,由于肝病在前,肺病在后,病变由被克脏器传来,故属相侮规律传变,因邪气不能深入,因此病变较轻。

五行母子关系致病或乘侮关系致病传变,在临床上并不是必定要发生的,此种传变发生与否,与脏器的虚实、病邪的性质及临床调护、治疗等多方面因素有关。一般来讲,脏器虚则传,脏器不虚则不传或难于传变,不要机械处理,应灵活对待。

### (三)他脏患病传变于肾脏而致病

不论外感、内伤等致病因素,不论寒热虚实之邪或难治久病不愈,不论初发和急发之病,随着病情的迁延和加重,最后均可引起肾脏的损伤。在临床中,因"母虚累子""子病犯母"或脏腑相乘相侮传变而引发的肾脏疾病,是常见的传变性肾病,即"五脏所伤,穷必及肾"的中医理论。常见以下几种类型。

(1)肝脏有病传变于肾:如肝阳上亢,致高血压肾病、肝肾综合征。

(2)膀胱有病传变于肾:如尿路感染、梗阻。

(3)经脉有病传变于肾:如狼疮性肾炎、过敏性紫癜性肾炎、类风湿关节炎肾损害。

(4)消渴症引起的肾损害。

(5)心脏有病传变于肾:如心肾综合征。

(6)脾胃有病传变于肾等。

其中有两类发病机制:一是他脏有疾久病不愈,气机功能衰败,迁延反复,耗伤肾的精气,损阳耗阴,使肾的阴阳失调,气血紊乱。如临床常见的心力衰竭引发肾衰竭、肝肾综合征等。二是他脏感受热、湿、寒毒邪,循经致肾,如湿、热毒邪损及膀胱,上循肾脏,因日久不愈或急重之病未有抑制,必易伤及肾气,克伐肾阴。此病初期,多属实证,久之多虚,或虚实夹杂证,多由湿、热、寒邪毒郁滞肾络或灼血成瘀而瘀阻肾络,阻碍肾的气机,使肾的气血不能循经而行,终致损及肾阴、肾阳。从临床实践看,此类肾病多属系统免疫性、感染性、阻塞性、紫癜、糖尿病等病引起的肾脏损害,从中医辨证认识,均属于他脏之病传变于肾脏。

### 五、饮食不洁及失宜

食物是摄取营养、维持人体生命活动非常重要的物质,饮食失宜、不洁,则是导致疾病发生的重要原因之一。饮食要靠胃的摄纳、脾的运化,因胃为水谷之海,脾可传输水谷精微,故饮食所伤,主要受病脏腑在于脾胃。饮食伤及脾胃之后,可导致脾胃气机升降失常,其病因常为宿食积滞后,聚湿生痰化热,且可传变于他脏而致病。临床中,因饮食所伤主要有饮食不节、饮食不洁、饮食偏嗜的情况。

#### (一)饮食不节

饮食不节是指饥饱失常,饮食规律失常。饮食是后天化生气血的源泉,应以适量、适时为宜,若饮食过饱、过饥、过失常度,进饮失其规律,则均可导致疾病的发生。

##### 1.过饥

过饥是指过于饥饿,摄食量少或断绝,则养料不足,气血生化无源,气血得不到足够的补充。久之,机体必然衰弱而为病。婴幼儿母乳不足,则可影响其正常生长发育;成人因进食少,营养不足,可致气血亏损,形体日渐消瘦,卫外无力,易感外邪而致病。

##### 2.过饱

过饱是指饮食过量,超出脾胃运化能力此类情况可导致脾胃损伤,致使食物不能及时腐熟和运化,积滞于内而成宿食积滞,从而出现脘腹胀痛、恶闻食气、嗳腐泛酸、呕吐或泻下臭秽。临证以小儿多见,因小儿脾胃运化功能尚弱,故食滞日久,可郁而化热。如果伤于生冷寒凉,又可聚湿生痰,久之正气虚弱而邪实,常可酿成疳积,出现脘腹胀满、面黄肌瘦、大便溏泻。如郁久化热,常可出现里急后重或脓血便。

饮食不节可导致脾胃损伤而中气不足,致使气血生化之源缺乏,机体无充足精微营养供给,而后天之精微无以充养先天之精,久则肾精亏损。当脾胃虚弱时,也可导致营卫虚弱,抗病能力下降,外感淫毒易于侵及肾脏而发病。

#### (二)饮食不洁

饮食不洁也是临床上常见的致病因素之一,可引起多种脾胃疾病,随即可传变于肾脏而患病。不洁饮食为不卫生、不洁净、含有致病微生物或毒物、腐败之食物。如果进食不洁之食物,可伤及脾胃的运化出现发热、寒战、腹痛、呕吐、泄泻,严重时出现肾的气血衰败、阴阳离决,表现为四肢厥冷、昏迷不醒、关格癃闭之肾病。此证多见于临床的食物中毒、休克进而导致肾衰竭。若进食被虫卵污染之食物,则可发生寄生虫疾病,如血吸虫可引起肾脏的损害。

### (三)饮食偏嗜

饮食偏嗜是指饮食品种有所偏颇,或饮食温度不适,嗜食过冷或过热食物。对于人体而言,饮食种类应广而均衡,其冷热度应适宜,方能起到营养全面而均衡的作用,而不至于损伤脾胃。

偏嗜食物可致缺乏某些营养精微。食物有偏,某种精微缺少,久之可形成某种精微缺乏症,如贫血、缺钙、甲状腺肿、低钾血症等病症。

#### 1.饮食寒热失宜

如过食生冷,易损伤脾胃阳气,而致脾胃虚寒,气机上下失常,引发寒湿内生。如进食过热食品,易伤胃阴,引起胃热,胃热上熏,津液被灼,尤以上承,引发口干、口臭、牙龈出血等消谷善饥之症,久而传变肾脏,损及肾阳肾阴,故饮食过热过冷皆不宜从之。

#### 2.过食肥甘厚味

中医学认为,过食油腻肥甘厚味,易伤脾胃,积湿生痰、浊、饮之邪,郁阻脉络,化热化火,火生风动,眩晕目花,偏瘫枯萎,久之伤及肾络,郁阻肾脉而致肾的气机升降不畅,湿热蕴结下焦而成气滞血瘀、阴阳气血失调,肾与膀胱气化不利,酿成热淋、石淋、血淋等证,甚则肾衰竭。过嗜海味、过饮碳酸类饮品,易患肾结石;过食油腻易患胆系结石;糖尿病肾病其发病之初与过食甘肥等饮食失节有关。

#### 3.五味偏嗜

中医认为饮食五味(酸、苦、甘、辛、咸)对于脏腑组织功能都有不同的营养及调整促进作用。而五味偏嗜,对某种饮食过量过久,又可影响脏腑功能的发挥,导致脏腑气机的偏盛偏衰,诸病丛生。《素问·五脏生成篇》说:"是故多食咸,则脉凝泣而变色;多食苦,则皮槁而毛拔;多食辛,则筋急而爪枯;多食酸,则肉胝而唇揭;多食甘,则骨痛而发落"。故偏食五味,均能造成脏腑损害。

#### 4.嗜酒无度

中医认为酒气辛烈,性热大湿,适量饮用,皆有益肾温胃之功,有疏通筋脉经络、补肾壮骨祛寒之效。但"以酒为浆",过久过量饮用则为毒,入于脏腑则生下湿,辛烈之气腾于经络则升上热,心中懊,久之损及脑、肝传变于肾,继而出现腹胀、腹水、胸腔积液、气短、乏力、尿闭等证,终而引发肾脏气机衰败。如现临床常见的酒精性肝硬化肾损害之病,可以说明过量过久饮酒,不仅伤及脾、胃,且对肝、肾、脑损害也甚,对人体确有很大危害。

**六、劳逸失度、房事失节**

所谓劳逸,即是指过度的劳累和过度的安逸。正常的劳动为人生存之必需,其中包括脑力劳动和体力劳动。劳动有助于气血疏通、生阳助阴、强壮体质而不易致病。正常合理的休息有助于养阴潜阳、恢复精力,有助于阴阳平衡。但是,过度劳动或过逸,则亦可成为致病因素。房事不节指性生活不能节制,淫欲无度。临床常分劳力过度、劳心过度、房劳过度、安逸过度等致病因素。

**(一)劳力过度**

劳力过度是指体力劳动和体育活动过度,或因长时间应用一种姿势工作,如久视、久立、久坐、久卧、久举、久行等,都可耗伤元气,劳其筋骨,从而使元气虚亏,脏腑组织功能减退,即所谓:"久卧伤气,久立伤骨,久行伤筋"等。临床常表现为四肢疲软、少气力衰、神疲懒言、动则气喘,久之肾气虚衰,肾精枯竭,而致肾劳。

**(二)劳心过度**

劳心过度是指劳心太过,思虑过度,常使阴血暗耗、心神失养,临证常见心悸健忘、失眠多梦、时有躁怒或寡言不欢,久之出现心肾阴虚、心肾不交等证。

**(三)房劳过度**

房劳过度指性生活不能节制有度,容易伤及五脏之气机,以肾较甚,耗伤肾中精气而失神。正如《素问·六节藏象论》说:"肾者,主蛰,封藏之本,精之处也",是说肾为藏秘精气之脏。人体精气宜闭潜藏而不宜妄泄,先天之精气为肾本身所具有的内涵生命活力。肾精属阴,伤精则阴亏,而元阴元阳相互作用,均为肾所固藏,如房事过度,肾中阴精耗损,则阳无所依,久必浮而上越,引发虚火上炎为病。阴精亏损日久必伤阳气,可使肾中阴阳二气皆损,以致骨蒸体弱,气力全无。男则多见心神浮动、心悸不安、相火偏亢、精关不固而致梦遗、滑精、早泄、阳痿等症;女则多见冲任损伤、宫胞气血失调而致月经不调、崩漏或经止、流产、难孕、赤白带下等症。过度劳伤及房事不节是多种肾病病情反复发作和加重的主要因素,特别要指出在临证治疗各种肾病过程中,防其过度劳伤及房事不节是医护与患者在调治病程中应引起重视的重要环节。

**(四)过度安逸**

过度安逸为闲逸过度、好逸恶劳,可使精神衰减,气血运行不畅,脾肾运化功能呆滞,致使正气不足而抗病能力下降,久则肌肤松弛、筋骨痿软、肥胖壅肿,导致肾病产生。正气不足则可见少食乏力、精神不振、头昏目花、心悸失眠等。闲逸过度在临证中,还表现于一些慢性病、久病患者,不能自立劳作、生活或惧怕伤气而静者,久之必然伤及肾脏。在一些慢性疾病患者中,常因适当的劳作及体能活动锻炼,可使筋脉疏通而不滞,阴增阳升,促使病况逐渐好转,恢复体能。如果患者过度休养,少动多静,不仅对病无益,反而会伤及脏腑组织,使正气不能产生,多会伤及肾气而为肾病。总之,从医临证时,已病或未病之人体,须嘱其劳逸结合,劳逸适度,"动以不疲为好,静以轻松爽快为度",动静结合,适而有度,方可达到病者疗效佳,常者身体健。

### 七、误治与失治

在临证中,误治与失治对于肾病的发生发展是一个很重要的致病因素。

中医在临证治疗肾病时强调阴阳表里、寒热虚实,必须辨析准确,拟方用药严格掌握四气五味,严密观察病情及疗效,方可避免用药不当、误治失治伤及肾脏的精气而致肾病。临证误治与失治常见以下几种情况。

#### (一)用药剂量过大

用药剂量过大是指在短时间内,应用药量过大而引起急性肾功能不全。如应用甘露醇、呋塞米过量,24~48 小时出现急性肾损害;大量应用庆大霉素,一周内出现肾损害;在联合应用抗结核药时,常在 3 周内出现肝肾同时损伤而表现出肝肾功能异常、腹水、水肿等。用药剂量过大可致药物毒邪在短时间内蓄积肾脏,不能及时排泄而致肾损害。在临证中,不论有毒药物还是无毒药物,不论中药还是西药,都应该谨慎合理用药,方可避免药毒损伤人体。

#### (二)用药时间过长

用药时间过长是指在临证治疗疾病时,用药疗程过长,长达数月、数年、十数年,甚至更长。因长期应用中药、西药而药毒直中肾脏者屡见不鲜。长期应用中成药、中药中的龙胆泻肝丸、朱砂等,或西药中的非甾体抗炎药、精神抑制药阿普唑仑、抗生素类等,在短时间内无症状,临床体检时可发现尿常规及肾功能异常。在应用磺胺类药物时,尿路中可析出结晶,引发尿路梗阻,导致肾损害等。

#### (三)药物配伍炮制不当

中医在治疗疾病中对中药的配伍、炮制相当严谨,其主要目的是为了祛除药物中的毒性,提高药物的疗效。在应用川乌、草乌、附子时煎煮 1 小时以上方可内服,毒性明显祛除,疗效明显提高;桃仁、杏仁煮后去皮炒黄以祛除毒性;组方用药时,半夏配伍生姜可祛除半夏的毒副作用,否则产生药源性肾损害,中药应用配伍避免十八反也是这种道理。

### (四)辨证不确切,用药失宜而误治

在临证中,肾系疾病反复多变,病理变化常易虚实、寒热同存,阴阳交错出现,时而正虚,时而邪实。虚则应对阴阳、气血的审别;实则应对寒热、湿瘀的辨识,立法、拟方应分别对待。如果用之不当,阳气不足者而用阴寒、补阴之药可致阳气越虚;阴血不足者而应用辛温之药更易耗伤阴液而助阳火旺盛;或清热化湿、淡渗利水、行气祛瘀等祛瘀之品辨证不当而使之,配伍不当而用之,往往祛邪不成,反而伤及正气;或者攻邪过猛,正气受之克伐。

在以上各种情况下,辨证不切、用药不当、配伍不适、疗程过长等皆能使人体脏腑受损或邪气不祛,病情反而加重或反复发作。所以临证一定要引起重视,应用中西药时均应考虑药物的毒性、疗程的长短、剂量的大小、中药的配伍炮制、辨证的确切,以减少对肾脏的损害。

## 八、先天禀赋不足

禀,下者禀承上者;赋,上者赋于下者。在中医学中,先天是指父母之体,禀赋是指由父母亲遗传给子女的体质,称之为先天禀赋。

中医认为先天禀赋对于人体后天的生长、发育及抗病能力之强弱有着密切关系,而禀赋之强弱在很大程度上又取决于先天父母的体质。先天禀赋不足而引发疾病也是一种常见的致病因素,其包括胎传、胎弱、胎怯、胎毒等方面,现称遗传性、家族性、先天性疾病。先天禀赋在人群中属于个体差异性特点,在肾脏病中也是常见的致病因素。先天禀赋不足肾系病证,临证常见以下几种。

### (一)先天肾精奇异不全

先天肾精奇异不全是指父母双方之精气奇异或弱,禀赋于后代,使后代子女的脏腑组织器官奇异不全,临床表现为一种特异病状,此即胎禀之病,如多囊肾、肾囊肿、奥尔波特综合征、家族性肾炎、肾脏输尿管解剖异常及其他系统组织的遗传性疾病等。

### (二)先天肾精盛衰失宜、胎弱

机体对不同的致病因素,在不同的体质具有某些易患性,并且体质因素决定了产生疾病的类型及机体对疾病的反应性。先天禀赋的易感因素对疾病的发生

具有特别直接的重要影响,此即个体特异性。此先天由父母精气的盛衰而决定,胎儿在母体胞宫内发育期,由于母体体弱或患有疾病使胎体发育差,致使胎儿瘦弱,产后婴儿体态瘦弱、面色萎黄、营养缺乏、体质虚弱、抗病能力很差。此即造成肾的精气盛衰失宜,阴阳二气的平衡失调,气化功能强弱不均,抗病能力、免疫功能调节失常。这是产生某些原发性或继发性肾脏疾病的根本原因,特别是肾炎的发病原因,在于人体肾气的盛衰。临证中患扁桃体炎、咽喉炎、猩红热及各种化脓性皮肤病者,不是所有患者都会发生肾炎或其他免疫性疾病。有的原发病很重而不发肾炎,有的原发病很轻却发生肾炎,这其中先天禀赋、个体差异起着特别重要的作用。肾的精气充足的体质,即使存在外感六淫或疫毒之邪入侵,或长期应用对肾有毒性的药物也不会发生肾病。正如《素问遗篇·刺法论》所述:"正气存内,邪不可干",人体内肾的精气和阴阳盛衰平衡、适宜,病邪是不能侵入而致肾病的。

### (三)先天胎毒

古代医家认为,胎儿从母体禀承毒邪致病为胎毒,主要指一些母体感染后,由胎盘传受给胎儿,使胎儿出生后在婴幼儿阶段可易发生疮疡、疱疹等疾病。

### (四)胎儿产伤

胎儿产伤是指胎儿脱离母体时,因头盆不称、接产失宜,致使胎儿受伤,常见于小儿颅内损伤、出血,以及产生癫痫、痴呆等疾病。

# 第四节　肾病的发病机制

## 一、精气功能盛衰

在肾系疾病中,肾脏精气功能盛衰是肾脏病证的主要发病机制。在《素问·金匮真言论》说:"夫精者,身之本也"。精是构成人体脏腑经络最原始和最基本的物质,主要通过气的气化功能来体现人的正常的生理活动。肾中精气的盛衰决定着机体的生、长、壮、老、已,以及多种肾系疾病的发病、发展变化、预后转归。

肾脏所藏之精包括先天之精及后天之精。先天之精禀受于父母,后天之精来源于水谷精微,通过脾胃化生后藏之于肾。先天之精只有不断得到后天之精的充养,肾中精气才可充实。人体的功能活动在正常情况下,肾的精气必须保持平衡正常,不可过度亢盛或过度虚衰。如果出现盛衰异常,均可导致肾脏病证的发生。

### (一)肾的精气亢盛

肾的阴精过于亢盛,容易生成湿毒或痰湿,此种毒湿为寒邪,寒邪可直中肾的脉络,又可与外湿相结积聚损及肾络而致肾病。再则肾的阳气过于亢盛易生热邪,或内生寒湿邪郁久化生热毒,都可直中肾脏脉络而致肾病。当这些寒热邪毒瘀阻肾络时便使血不循经,血溢脉外而尿血;肾的气化失常,开多合少,清浊不分,精微泄下,尿出现精微蛋白;开合不利而致水液代谢失常,水滞肌肤而发为水肿。此阶段大多为肾病的初、中期,临床多为实证表现,即为"阴精过盛为毒""阳气过亢为邪"。

### (二)肾的精气虚弱

肾的精气不足,可因幼年精气未充、禀赋不足,或因年老精气衰退,或因劳伤过度、房事不节耗伤精气,或因久病精气亏损而致。其病机可分"精气不足""肾气不固"两部分。

**1.精气不足**

肾精气不足的症状与病机多表现为生长发育迟缓、髓海空虚失于充养、智力减退或早衰、腰酸腿困、阳痿早泄、两足痿弱;肾精不足则无以生血而致血虚,血虚而致脏腑经络失于濡养、荣润;肾气不足、肾府经络失于充养而腰酸腿困;可见面色㿠白、听力减退或耳鸣、耳聋。

**2.精气不固**

因肾气具有封藏和固摄作用,如果肾气虚衰,封藏失职,精气流失于下,可导致遗尿、滑泄。精微下泄而尿蛋白,肾失固摄则小便清长、多尿、血尿、尿时余沥等。

## 二、阴阳失调

阴阳失调是阴阳消长失去平衡协调的简称。中医学认为,疾病的发生是人体阴阳互动关系,受到六淫、七情、劳倦、药邪等致病因素的影响,失去相对平衡协调,而出现偏盛、偏衰的结果。阴阳失调在中医病机理论中,具有纲领性的重要意义。

在临床肾系疾病中,阴阳失调的表现不外乎阴阳偏盛、阴阳偏衰、阴阳互损、阴阳格拒、阴阳亡失等方面。

### （一）肾阳亢盛

肾阳亢盛也称肾热证、阳盛证、肾阳偏盛证（实证），是指在疾病发生发展过程中，机体出现的一种阳气偏盛、功能亢奋、代谢活动亢进、机体反应性增强、热量过剩的病理状态。一般讲，肾阳亢盛病机特点多表现为阳气亢盛、阴津未虚亏的绝对实热证候，病因多由外感温热阳邪或虽感阴邪，但入里从阳化热，或因食滞、气滞血瘀、七情内郁过极、郁久化热所致，症见口渴身烦热、舌燥咽肿、小腹胀痛、尿黄赤、便干、舌红苔黄、脉数。

### （二）肾阴过强

肾阴过强也称肾寒证、阴盛证、肾阴偏盛证，是指在疾病发生发展过程中，人体脏腑组织功能障碍或减退、代谢活动障碍或低下、热量不足、代谢病理产物积聚体内等阴邪偏盛的寒凉象病理表现状态。一般讲阴盛的表现特点为阴盛而阳气未虚的实寒证。阴盛病变多由于外感阴邪寒湿或过食生冷导致阴寒邪盛，遏抑人体阳气温煦机体的作用发挥；或由于素体阳虚无力温煦，阴津寒湿内停，从而导致阴寒内盛所致。前者属实证，后者属虚实夹杂证。

### （三）肾阳衰微

肾阳衰微也称肾阳虚弱证、阳气不足证、肾阳不足证、阳虚则寒证，是指人体阳气虚损、阳气功能减退或虚弱、机体反应性低下、代谢活动减退、热量不足的病机表现，其病机特点多表现为阳虚不能制阴，阴相对亢进的虚寒证。阳虚的病因多为先天禀赋不足、后天饮食失养、劳倦内伤、久病损伤阳气。临床表现为面色㿠白、形寒肢冷、精神萎靡、腰膝酸冷、男子阳痿早泄、女子宫寒不孕、舌淡苔白、脉沉细无力。

### （四）肾阴虚弱

肾阴虚弱也称肾阴不足、肾阴衰微、阴精不足、肾阴虚损、阴虚阳亢、阴虚火旺、阴虚则热。肾阴虚弱是指人体的精、血、津液等物质亏损，以及由于阴虚、阴不制阳导致阳相对亢盛、功能虚性亢奋的病理状态。虚热证临床表现为阴液不足，滋养宁静功能减退，以及阳气相对亢盛，多由于热性病变、热邪炽盛、伤津耗液、五志过极化火伤阴、久病耗伤阴液所致。阴虚病变五脏皆可发生，但一般以肾、肝、心、肺阴虚为主。因为肾阴为诸脏腑阴精之根本，所以肾阴不足在阴偏衰的病机中占极其重要的位置。其临床常见病状为五心烦热、午后潮热、盗汗颧红、咽干口燥、健忘少眠、眩晕耳鸣、视力减退、腰膝酸软、形体消瘦、男子梦遗泄精、女子经少经闭或崩漏、尿血、舌红苔少而干、脉细数。

### (五)阴阳互损

阴阳互损是指在阴或阳任何一方虚损的前提下,病变发展影响及相对的一方,形成阴阳两虚的病理变化。如在阴虚的基础上,继而导致阳虚,则称为阴损及阳;在阳虚的基础上,继而导致阴虚,则称为阳损及阴。应该强调在肾脏疾病中,由于肾藏精气,内寓真阴真阳(元阴元阳),为全身阳气阴精之根本。因此,一般来讲,无论阳虚还是阴虚,多在损及肾脏的阴阳,或在肾本身阴阳失调的情况下,才容易产生阴损及阳或阳损及阴的阴阳互损病理变化。

1.阴损及阳型

阴损及阳型是指由于阴精(精、血、津液)亏损,累及阳气生化不足,或阳气无所依附而耗散,从而在阴虚的基础上又导致了阳虚,形成了以阴虚为主的阴阳两虚的病理状态。临证常见失血、盗汗、遗精、带下等慢性消耗性病证,严重地消耗了人的阴精,因而阳气生化的物质基础不足,待进一步发展到一定阶段,就会出现畏寒肢冷、自汗、下利清谷等阳虚证候。此即为阴损及阳,最后发展为阴阳两虚证。

2.阳损及阴型

阳损及阴型是指由于阳气虚损,无阳则阴无以化,久之累及阴精生化不足,从而在阳虚的基础上又导致了阴虚,形成了以阳虚为主的阴阳两虚病理状态。如临床常见的水肿证,其病机主要是脾肾阳气不足,气化失司,水液代谢失常,津液停滞而水湿内生,溢于肌肤。其病变发展则又可因阴无阳生使阴阳日益亏损,而继见形体日益消瘦、烦躁生火,甚则抽搐等阴虚症状,转化为阳损及阴的阴阳两虚证。

### (六)阴阳格拒

阴阳格拒是阴阳失调病机中比较特殊和危重的一类,主要表现在阴盛格阳和阳盛格阴两方面。产生阴阳相互格拒的机制主要是某些发病因素引起的阴和阳的一方极盛过强,因而壅遏于内,将另一方排斥格拒于外,迫使阴阳之间不能相互维系,从而产生真热假寒或真寒假热等复杂的实证病理反应。

1.阴盛格阳证

阴盛格阳证是指阴寒之邪极盛在内(一般指脏腑),迫使阳气浮越于外(指肌肤四肢),相互格拒排斥的一种病理状态,即人体内外体征表现不一致。其病因病机为久病阳衰或寒盛伤阳,阴寒盛极深伏于里,多发生于虚寒病证发展到严重阶段,阳气过虚不可温煦内脏,气机升降失常,可见下利清谷,四肢厥冷,脉微欲绝,身反而不恶寒,但欲盖衣被,面颧泛红等假热现象。身反而不恶寒、面颧泛红,似热盛之证,但与四肢厥逆、下利清谷、脉微欲绝并见,则知其为真寒假热之证,多见久病欲绝之时。

2.阳盛格阴证

阳盛格阴证也是指阴阳内外格拒,因内热过盛深伏于里,阳气被遏,郁闭于内,不能外透布达于肢体,从而形成阴阳格拒、排斥,拒阴于外的一种病理状态。多见于热性病发展到极期阶段,由于疾病本质是热盛于里,而其临床表现又是四肢厥冷、脉象沉伏等假寒现象,故称为"真热假寒"之证,也可称为"阳厥"和"阴厥"证。此证以内里热盛为主,因热盛而身热烦渴、欲饮冷、心胸灼热、小便短赤、舌红苔黄、脉有力等,多见于感染性病证而高热、低血容量性休克之证。

**(七)阴阳亡失**

阴阳亡失是指阴阳的消亡及脱失,是机体的阴液或阳气突然地大量的亡失,或慢性消耗性疾病导致生命垂危的病理状态,主要包括亡阴和亡阳。

1.亡阳

亡阳是指机体的阳气突然性脱失,导致机体全身功能严重衰竭的病理状态。亡阳的病因病机多由于外邪过盛,正不敌邪,阳气突然大量耗伤而脱失;或由于素体阳虚,正气不足,又加疲劳过度等多种因素所诱发;或过用汗法,阳随津泄。慢性消耗性疾病之亡阳,多由于阳气严重耗散而衰竭,虚阳外越所致。亡阳病证其临床表现多大汗淋漓、汗稀而凉、肌肤手足逆冷、精神疲惫、神情淡漠,甚至昏迷、脉微欲绝等一派阳气欲脱之象。亡阳属于疾病发展的危重阶段,多反映人体之阴精、阳气即将离决的危重证候,其阳气的温煦、推动、兴奋、卫外等功能衰竭更为突出。阳气与阴精具有依存互根之关系,故阳亡则阴精无以生化而耗竭,所以亡阳之后,继而则往往出现阴竭亡变、阳亡阴竭,生命亦就此终结。

2.亡阴

亡阴是指机体由于阴液突然大量丢失和消耗而致全身功能严重衰竭的一种病理状态。由于肾的阴精是全身阴液的根本,因此肾的精气亏损在阴虚和亡阴的病机中占有非常重要的位置。亡阴主要是因为热邪炽盛,或邪热久留大量煎灼阴液,或失血过多、吐泻过度,或其他慢性消耗性疾病长期消耗阴液,日久形成亡阴。亡阴证亦属疾病的危重病证,其临床常出现烦躁不安、口渴欲饮、气喘、手足温而汗出不止,或昏迷谵语、脉细数无力等。由于阴液与阳气具有依存的关系,故阴液亡失则阳气必无所依附,涣散不收、浮越于外,故阴液亡脱之后可迅速导致亡阳,呈现全身功能衰竭而虚脱,阴竭而阳脱,随即呈现"阴阳离决,精气乃绝"，生命即将告终。

阴阳失调之病机是以人体生理阴阳之间所存在的相互依存、相互消长、互根互用和相互转化等理论，来解析在人体患病过程中的病变机制。因此，在阴阳偏盛偏衰之间、亡阳亡阴失调之间，都存在着内在的密切关系。阴阳失调的各种发病机制并不是固定不变的，而是随着邪正盛衰的病情进退等情况而变化。因此，必须随时观察和掌握阴阳失调病机的不同变化，方可把握疾病发生、发展的本质。阴阳失调的发病机制，是中医学的基本病机之一，是人体阴精、阳气等各种生理性矛盾关系遭到破坏的概括，是疾病发生发展的内在根据。阴阳失调的病机变化，决定着临床病证的寒热虚实，而对于阴阳失调病机的深入分析和研究，无疑对于临床的辨证诊断、治疗具有重要的指导意义。

### 三、气血化生、运行失常

气血是人体脏腑、经络、形体等一切组织的物质基础。气血在人体生理中是相互化生、相互依存、相互为用的。气对血具有推动、温煦、化生、统摄作用，血对气具有滋养和运载等作用。故气的虚衰、亢盛和升降出入异常必然损及于血，而血的运行失调也必然影响及气，从而出现气滞血瘀、气不统血、气血两虚、气血不荣经脉、气血偏盛等气血同病证。所以在临床病机中，常可见气的化生运行失常、血的化生运行失常、气血同病等病证病机变化。

#### (一)气的化生运行失常

气的化生运行失常是指人体气的化生、运行、升降出入失去常态而异常的表现。气的根本来源于肾精，充养于肺脾，升发疏泄于肝，帅血贯脉周行于心。气具有推动、温煦、防御、营荣、固摄、升提和气化的作用。气的升降出入是气运动的基本形式。如果气的功能失常，临床常有以下三方面表现：其一，气的生化盈余会使气盛、气怒、气滞；其二，气生化不足，耗散太过，会使气虚、气陷、气脱；其三，气的升降出入循行不规，可致气逆气闭等肾病夹杂证。

1.气盛

气盛是指在疾病发生、发展过程中或人体生理功能较正常情况下，机体出现一种气盛或偏盛。随着经济的发展，物质极大丰富，人体过食膏粱厚味、甘甜精微、酒肉饮汁、营养补品，加之动少静余、耗散过微、出入平衡失常、先天禀赋过盛等，机体气血盈盛病证日益增多。

肾阴精过盛，易生痰湿，肾阳气过盛，易生热邪，湿热互结则为湿热毒邪。临证常见痰湿邪郁阻肾络，气机郁阻不畅，开合不利导致尿少或精微下泄；郁久寒生,则肾阳不能温煦脾阳而脾运化水液代谢失常,水湿滞留于肌肤而水肿;肾气过盛化生热毒,灼损肾络,迫血妄行,血不循经而尿血;湿热毒邪互结下注膀胱少腹,引起下腹疼痛、尿频、尿急、尿痛、尿赤黄;湿热郁阻于肾,因腰为肾之府,则出现腰困、腰痛之证;湿热之邪上注于肺,或肾气湿邪郁阻肺络,或湿热互结使肺的气机不畅,出现气上逆咳痰、咳喘等。

2.气虚

气虚是指元气虚损,脏腑组织功能低下或衰退,以及抗病能力下降的病理状态。气虚形成多由先天禀赋不足,或后天脾胃功能衰弱、摄入运化减弱、化生不足,或久病耗损过多、过度劳伤等所致。气虚的发病机制在人体的反应可涉及全身的各个部位,如卫外之气虚损,肌表不固而自汗多;脾气虚损则四肢肌肉失养,周身倦怠无力、蜷曲欲卧;若肾脾之气双虚,则清阳不升、清窍失养导致精神萎靡、头昏耳鸣;水液代谢失调、水液不化、输布障碍、水邪泛滥而成水肿;肾府失荣而腰困腰软;肾气虚而失于摄纳可致肺气上逆咳喘之病;肾气虚而精关不固出现早泄、遗精、气陷、气脱等病证。

3.气机失调

气机失调是气的升降出入循行失常,是疾病在其发生、发展过程中,由于外感六淫或内伤七情等致病因素的作用,而致脏腑气机升降出入功能紊乱的病理表现。

肺的呼吸、宣发、肃降,脾的升清,胃的降浊,心肾的阴阳相交、水火互济等脏腑功能活动;肺主呼吸、肾主纳气、肝气主升、肺气主降、肌肤排泄汗液、膀胱排尿等生理功能的协调平衡,都是气机升降出入运行的具体表现。气机的升降出入关系到脏腑经络、气血阴阳等各方面生理功能的协调与平衡。所以当气的升降出入发生异常时,则能影响到人体五脏六腑、表里内外、四肢九窍等方面发生多种病证。一般地讲,内伤之病多见于升降失常,外感之病多见于出入异常。因为升降出入气机在生理上紧密相连,所以在病机上也相互影响。当升降失常影响出入气机,出入失常也必然影响升降气机。所以,不论任何因素引起的疾病,都可致气的出入升降气机紊乱及失常。可见升降出入同时失常,也可见气的升降或出入单独失常。在气的病因病机中,尤以肾脏、脾胃气机升降失常最为常见和重要。因清阳之气不上升敷布,后天之精不能归藏,饮食精微清气不能进入体内,代谢水浊、痰饮等废物不能排出,继而各种病证由此产生。一般讲,气机失调病机在临证中最常见有气滞、气逆、气闭。

4.肾脏疾病与气机升降出入失常

肾气的升降出入失常,在肾脏病中最为突出和重要。在肾脏患病时,无论慢性病或急性病、轻症或重症、虚证或实证、寒证或热证,均可影响肾脏升降出入气机的正常运行。

(1)肾气亢盛证:是指肾病在发生发展中,由于先天禀赋亢盛、七情内伤、外感六淫、食甘醇厚味,都可引发肾气的亢盛,而肾气过亢又可引发多种肾病。如肾的精气过盛,易生痰湿,痰湿郁阻肾络而致肾的气机不畅,水液代谢"升清降浊"功能失调,水液的清营部分不能升腾于肺输布全身,水液中的浊阴废物部分不能下降排泄于外,使尿浑浊不清,混有蛋白质、糖或其他精微物质。由于肾的气化开合功能失调而尿少、尿闭。如痰浊郁久化热而尿频、尿急、灼烧、疼痛、赤黄。肾气亢盛而内生热毒,热毒直中肾络,或热、湿、毒邪互结郁阻肾络,使肾气机不畅,迫血离经外溢而尿赤。升清降浊失调,开合不利则尿混浊不清、尿急尿痛。由于肾的气化功能失调,而未能协调及促进脾的运化功能,小便不利,尿不下行,水湿聚于体内,溢于肌肤而呈现水肿。

(2)肾气虚损证(肾气不足):肾气不足或虚损实际是指肾的"精气"虚损。这是因为肾中的"精"和"气"是相互化生的,共同构成了肾的生理活动的物质基础。肾气是肾精活动的具体外在表现形式。肾的精气分为阴阳两种属性,精属阴,气属阳,但这不能与肾阳肾阴等同,这是因为肾精和肾气不存在相互制约的关系,而肾阴与肾阳则是肾的生理活动中两类相互制约的功能活动和状态,所以与肾精、肾气有所区别。肾气虚损病证临床表现常见肾气虚损固摄失司、肾气虚损而不纳气、肾的精气虚损无以充养脏腑组织。

(3)肾气凝滞证:主要是指肾脏患病时,肾气运行不畅的病证表现,多由七情内伤、痰浊、瘀血、热邪、寒邪等郁滞肾的气机,影响肾脏气的升降出入、流通循行,导致肾的经络功能障碍所致。临床常见肾气郁滞、肾气上逆症状:如气郁于肾脏可使肾的经脉之气阻滞不行,肾的升降气机障碍,清阳不能上升,浊阴不能下降,内留于脏腑之内,阻碍肝胃之气,使浊气上逆而致呕吐、恶心、呃逆、嗳气;如肾气郁滞不畅,则可见水液代谢障碍,肾气郁滞使水液不能蒸腾上升,肾气郁滞使膀胱气化不利,开合失司,水湿浊液不能下行排出体外,水湿内聚发为水肿病证。

(二)血液化生运行失常

中医讲肾、脾、胃为化生血液的主要脏腑。血液化生的物质有二:其一,肾精,由先天禀赋受于父母;其二,为水谷化生之精微物质。二者靠中焦脾胃消化与吸收,受气取汁,变化而赤是谓血。血的循行往复主要靠心气的推动,百脉朝会于肺与清气相合化生,经肺气的宣发输布于全身脏腑、组织。此外,还有赖于肝藏血、疏泄功能的调节,脾气的统摄功能调节。所以,血液循行往复是靠心、肺、脾、肝相互协调作用下共同完成的。因此其中任何一个脏腑和环节功能失调,都可导致血液化生、循行往复的失常。在临床中常见:一是血液化生过盛,聚集黏稠,形成郁滞状态;二是血液化生不足或耗损太多,血的滋养功能减低,而形成血虚状态;三是血的运行迟缓、过快或运行逆乱而出血。

**1.血液亢盛证**

血液亢盛证(血亢证)是由于年龄的差别,先天禀赋旺盛,脾胃气机功能过强,过食膏粱厚味、甘肉甜酒,血液化生过度旺盛,致使人体血液中多种营荣成分数量过多,质量过稠浓;或在疾病发生、发展中,人体脏腑生理功能异常的情况下,机体出现的一种血液化生和运行亢盛表现。早在《黄帝内经》中已有血有余而充盛之病理状态及治疗的论述。当血液化生亢盛时,与邪气相并,邪气侵袭,则邪客于孙脉,孙经盛满外溢,则流于经脉,经脉就会有血液留滞而成瘀。此证需泻其充盛的经脉,用针刺让其出血。

**2.血液虚损证**

血液虚损证(血虚证)是指血液化生不足或耗损过度,血液的质、量发生改变,血的濡养功能发生减退而致人体脏腑组织、百脉失养的病理状态。其病因病机:先天禀赋不足,化生血液的精气虚少;或因后天之脾胃虚弱,精微物质摄入化生不足,因而不能化生营血;或久病不愈,暗耗营血;或出血过多。上述病因病机均可导致血虚病变而生。临床常见血虚性症状,如肌肤失养、面色㿠白、唇舌爪甲色淡;血虚头目失养,可见头晕眼黑、两目干涩;血不养心,则心神不宁,可见心悸怔忡;血虚则气虚,故见气短乏力;血不养筋,则手足麻木、肢节屈伸不利等血虚病证。

**3.血液凝滞证**

血液凝滞证(血瘀证)是指血液循行迟缓不畅或阻滞、血液凝结成块停滞不动、脉络郁滞不畅、脉道凹陷不平等,其病因病机有寒热、虚实之分。

(1)气虚血滞证:因气为血之帅,血为气之母,气虚则无力帅血运行。运血无力多因久病、先天虚损、脾胃纳运不足、伤气耗津而气虚,不能推动血之循行往复而形成血滞,缓行不畅。

(2)气郁血滞证:多由七情内伤所致,如忧、思、恐、悲之情,致气的上下出入逆乱而气郁不畅,血液运行受阻或缓慢,不通则疼痛、麻胀不适,多见于肝气郁滞,常见岔气、两胁疼痛等证。

(3)血盛瘀滞证:由于先天禀赋亢盛或过食肥甘厚味,致使血液化生过盛,量多质稠。又因血液黏滞、浓稠而血液循行过缓、凝滞,使全身营养精微、水液代谢迟缓、糟粕外泄迟缓,导致营荣精微不足以濡养脏腑四肢百骸,出现四肢酸困、头重昏花、嗜睡乏力、腰酸腰困等症,此多见于高黏滞综合征、高脂血症、高血糖、高血压者。

(4)脉道损蚀血瘀证:因过食甘肥酒肉,痰湿浊邪蓄积过多,沉浸于脉道,致使脉道损蚀,凹凸不平。反过来又使血液、痰湿浊邪,瘀沉于蚀损之处,久之瘀阻脉道,使血行不畅或阻塞。临床常见脏腑组织、脉络瘀血块堵塞的病理状态,如瘀阻脑络而中风、半身不遂;瘀阻心脉而气闷疼痛;瘀阻肾脉而头晕目胀,尿异常;瘀阻四肢脉络而出现四肢肿胀、疼痛等表现。

(5)寒凝血瘀证:多指内生寒邪,或寒邪外侵,或久病阳气耗损而寒盛。如果寒邪入血,使血遇寒邪而形成凝块,血液受阻不行,临床多见畏寒、寒客冲任致痛经、少腹拘急冷痛、经行黑紫血块、尿血、四肢寒冷、紫黑脱疽等病证。

(6)挫伤血瘀证:由于外力挫伤脉络、组织、脏腑,多见于局部紫黑胀痛等病证。

### 4.血行逆乱出血证

血行逆乱出血证(出血证)是指脉络损伤而致血液溢出脉外的病理状态。常见病因病机及临床表现:肠胃脉络损伤而呕血、便血;肾系脉络损伤而尿血;肺的脉络损伤而咯血;鼻脉络损伤而衄血;肌肤脉络损伤而出现瘀点或瘀斑等表现。

(1)热迫血出证:是指血分有热、邪热犯血而使血液运行加快,或热邪灼伤脉络,使血液不循经脉而妄行的病理状态。其因有外感温热之邪气;或外感寒邪入血化热;或痰、湿、饮内生,郁久化热;或由于情志郁结、五志过极、郁久化热、内火炽盛;热淫、邪毒入于血分等。临床所见营血之病,即属此类病证。热邪郁积于血分,因血得热则行,但在血分过度热盛情况下,血液循行加快。血分如有热邪,则煎灼血中阴津,更会灼伤脉络。脉络损伤迫血妄行,血津溢出脉外而成出血。血热证的临床表现既有热象,又有耗血、伤阴及动血出血为其特征。此外,还可见身热夜间为甚、口干欲饮、心烦躁扰发狂、肌衄、鼻衄、咯血、尿血、肌肤紫斑、月经量多、舌质红绛、脉数等证。

(2)气虚出血证:是指气虚,血失统摄而致血液溢出脉外的病理状态。临证多见于久病气虚、劳倦伤脾、先天不足、中气不足、统摄无权致血不循经,渗于脉外而出血,如溢于肌肤则见皮下紫斑、渗于胃肠则为黑便、渗于肾及膀胱则为血尿。气虚则冲脉失固,月经过多或崩漏不止,气不统血等病证。出血过多则气虚气弱,渐成气血双虚证,致使脏腑组织器官功能衰退。若突然大出血,则可见气随血脱,发生"阴阳离决"而死亡。

(3)气逆出血证:多由七情所伤,大怒伤肝,肝气上逆,血随气逆而溢于脉外,另有负重努伤脉络,临床多见呕血、咯血等症。

(4)血瘀出血证:无论任何病因引起的瘀血病证,所致瘀血均可成块或导致血行缓慢,瘀阻脉络致使血行逆乱、血不循道而行、溢于脉外而为血瘀出血。

### (三)气血互生互依、互根互用的功能失常

在气血的属性中,气属阳,血属阴,气与血之间具有阴阳相随、相互滋生、相互依存、相互为用的关系。气对血具有化生、温煦、统摄、推动的作用。血对气则有滋养和运载的作用。故气的虚衰或升降出入功能失常时,则必然影响血液的化生及运行。气虚则血无以化生,血必然因之虚少;气虚则推动、温煦血液的功能减弱,血循行必然滞瘀而不畅或阻塞不通,血行逆乱而外溢脉外。如气虚统摄无权,则血必外溢而出脉外;气滞则血必因瘀而成块阻塞脉道;气机逆乱则血随气上而咯血、吐血、衄血,血随气下则便血、崩漏等中气下陷,血从下出;气盛则血亢而血液生化黏稠,使脉道阻滞运行缓慢等。同样,血的亏损和功能失常,也必然影响气的功能,如血虚则气无以养而衰少,气短乏力,血瘀则气也必随之郁滞不畅。故在临证中,气血互根互用功能失常的主要表现在气滞血瘀、气不摄血、气血两虚、不荣经脉、气盛血亢、气随血脱、血瘀气滞等气血同病。

### (四)肾脏疾病与血液化生运行失常

肾脏疾病与血液化生运行失常是指当各种病因致使肾脏疾病时,引发血液化生运行失常的病理表现。应当指出,在肾的阴阳、气血失调病理中,虽然有很明显临床特点,但由于肾中精气是肾阴阳之本,肾的阴阳又是全身阴阳之根,所以,在肾脏病变中,只言精气不充,而没有气血失常的发病机制的论述。所以,在临床肾脏病辨证病机中,只有肾的阴阳失调和精气不足的论述。但在从事肾病的辨证治疗中,肾脏的气血失调病机表现特别明显,调节气血失调的治疗非常重要,需引起医者高度重视。肾病血液化生及运行失常常见以下几类证型:肾气虚损而致血虚证;肾气虚损而致血滞证;肾气亢盛而致血滞证;肾脏热盛而致血瘀证;肾脏寒盛而致血瘀证;肾痹而致血瘀证。上述证型无论血滞、血瘀、血虚,多数都有血尿等出血表现。

#### 1.肾气虚损而致血虚、出血证

血虚主要是指血的质量和数量的不足、血的濡养功能减退。其病因有三,一

是失血及耗损过多;二是由于饮食摄入缺少,化生血液的精微来源不足;三是由于肾脏化生血液功能减退。在血液化生过程中,除脾胃功能作用外,肾脏同样是化生血液的重要器官,当各种因素引起肾脏功能虚损减退时,肾脏潜藏化生的阴精亏损而衰竭,致使血液化生不足,呈现血虚现象。因肾气虚损,气化功能减退,清阳不升,浊阴不降,而致脾胃阳气虚弱,纳运减退,出现纳食呆滞而饮食摄入减少,化生血液的精微减少,血虚和气虚,常相互为患。肾性血虚患者常表现为血虚不充脑、视物模糊、昏花、眠差健忘。血虚时,肾府、四肢营荣不充而出现腰部酸困,四肢酸困乏力,手足麻木,面色、唇甲苍白无华等。肾气血双虚时升清降浊、水液代谢失常而尿少、尿血、水肿等,多表现在肾功能不全期。

**2.肾气虚损而致血滞、出血证**

肾气虚损而致血滞、出血证多由于肾病发生发展时间过长,或失治、误治导致肾气大量耗损、肾气虚衰不足引起。因气为血帅,肾气虚无力帅血运行,血液循行往复缓慢而血滞,先表现为肾络中血液滞行缓慢,肾脏不荣而腰困乏力,肌肤面色灰暗无华,血虚而致肾气虚,升降开合不利而尿少、尿浊、尿血。水湿代谢迟缓、四肢肌肤不荣而酸困,沉重乏力,水湿溢于肌肤而水肿。由于肾的气血郁滞、虚损,不能温煦中焦脾胃之气,使中焦脾胃之气升降出入失常,出现纳呆、嗳气、恶心、腹胀、便溏等证。

**3.肾气亢盛而致血滞、出血证**

肾气亢盛而致血滞、出血证是指肾病在发展中,由于先天肾气过亢,加之邪气的作用,或过用助气之药物,或过食辛甘厚味,呈现一种肾血化生亢盛而过于稠浓的状态或与邪气相并,使血液在肾络中循行缓慢而滞留,久滞而成瘀块,使肾的气化功能衰竭,清气不能上升,浊邪、水湿不能下降,蚀损水道脉络。此证型多见于肾病综合征、急性肾小球肾炎等。

**4.肾脏热盛而致血瘀、出血证**

肾脏热盛而致血瘀、出血证。因肾阳过亢而化热;或肾气过盛,内生湿浊,湿浊内瘀,瘀久化热;或外热内侵循经入肾,热邪入肾,灼伤肾络,热邪侵入肾血,迫血外溢而尿血;或灼津伤血而血凝成块,瘀血阻滞肾络,而使血流逆乱而外泄尿血,热结于下焦膀胱则小腹胀急、小便黄赤,热邪阻碍气机而尿频、尿急、尿痛,热邪窜至肾府则腰困腰痛。正如《素问·刺热篇》说:"肾热病者,先腰痛骱痠"。热邪循经上灼,故口渴、苔黄、舌质红、咽痛、身烦热。热邪伤蚀肾络,使肾的气机郁滞开合不利,水湿代谢失调而水肿,因肾阳盛而鼓动肝阳,使肝阳上亢,出现多怒、谵妄、头眩目花等症状。

**5.肾脏寒盛而致血瘀、出血证**

肾脏寒盛而致血瘀、出血证多由外寒内侵,或内生寒邪,或久病迁延未愈,或误治、失治而致肾中寒水、湿邪太盛,肾阳被遏,不得外达故一身尽寒。因寒气过盛,阳气虚弱而不温经脉,血行迟缓而滞或瘀,瘀阻肌肤则发青紫。寒盛而阳气虚损,虚而不能使水液蒸腾化气上升,泛滥肌肤而水肿。此证型多见于尿毒症、肾衰竭合并心肺功能不全期。

**6.肾痹证而致血瘀、出血证**

肾痹证而致血瘀、出血证是指各种痹证久治不愈,传变于肾脏损及肾络,使肾的阴阳、气血化生运行失常而成。临证多因风、寒、湿三邪痹阻骨骼、肌筋、经络关节,使肢体关节痹痛、屈伸不利、关节肿大。

### 四、津液代谢失调

中医学中所说"津液",是指人体内的"水液"。

津液代谢失调是指在人体发病时,津液在某一环节发生代谢运行异常,从而导致津液的摄入、化生、输布、排泄发生紊乱和障碍;主要表现为津液摄入、化生、亏损不足,输泄障碍,水液滞留。

#### (一)津液亏损,摄入不足证

津液亏损,摄入不足证是指人体津液在数量、质量上耗损过多而虚少,或摄入不足导致脏腑、皮毛、孔窍失其滋润濡养,从而产生一系列干燥、失润的病理状态。

#### (二)津液输布排泄障碍证

津液输布和排泄是人体水液代谢过程中的重要环节。津液输布利用障碍是指津液得不到正常的转输与布散,而津液在体内环流迟缓,湿浊滞留困阻,或在体内某局部、部分发生滞留,因而形成津液不化、水湿内停、酿痰成饮的病理状态。津液的排泄障碍主要是指津液气化不利,转化为汗、尿液的功能减退,从而导致水液潴留,溢于肌肤发为水肿之病理状态。津液化为尿液排出体外,主要是靠肾的气化功能,津液化为汗液排出,主要靠肺的宣发作用。故肾、肺的气化不畅,功能衰竭,均可导致水液潴留,发为水肿疾病。

**1.湿浊、风寒邪毒困阻**

因外感风寒、湿邪,或内生风寒、湿浊邪毒,致使肾络痹阻、肾的气化不利,津液不能蒸腾上升、输布利用,浊液不能下降排出体外,水湿内滞,溢于胸腹为饮,溢于肌肤为水肿。风寒之邪外束卫阳,而阳气不能外达,汗不能随阳气外出,而畏寒、畏风。湿邪郁滞肌肉、四肢,而四肢、全身困重乏力。

**2.湿浊凝阻,水液内停**

当肾脏被各种因素损及,引起水湿内停而循行不畅,排泄受阻障碍时,均可导致肾的脉络、血液瘀阻,反过来又加重了水湿内停的病机。湿凝、血瘀、气滞三病同时出现,加重了肾之病情发展,使肾的气化功能进一步减退,不能使津液上蒸输布而用,导致肾的开合失司、清浊不分,尿混浊不清、尿少。湿浊又可损络败血,使肾气固摄不足而尿血。血瘀于四肢皮肤而呈瘀斑,瘀阻于口舌面部而面黧黑,舌见紫斑,唇黑而不荣;瘀阻于四肢关节,痹而肿胀疼痛,活动不利,腰酸困重。

**3.水液郁久,肾气衰败**

因水湿毒邪内停失运,或肾病久治不愈,导致肾的精气过度衰虚。肾对津液的气化功能减退,致肾开合不利,关多开少,浊邪毒物不能排外,而浊邪瘀阻三焦。如凝阻上焦,而痰盛咳嗽,呼之气有酸败味浓,心悸气短不能平卧;如凝滞于中焦脾胃,使脾胃气机上逆而嗳气、恶心、呕吐、纳呆不能进食;湿郁于下焦而尿少,水湿不能排出体外,滞于肌肤而发为水肿。湿凝而致血瘀,血瘀不荣肌肤而呈紫暗,渐致阴阳失调、津液输布失常、气血衰败等综合发病机制。

**五、邪正强弱**

邪正强弱是指在疾病发生、发展过程中,正邪相争的表现,即指机体的功能活动及抗病能力在与致病邪气进行斗争过程中,所发生的强弱变化在临床中的表现。这种强弱、盛衰的基本变化,不仅关系着发病机制和病证虚实的变化状态,而且直接影响着病情的发展与转归。

邪正强弱在疾病的发展中的特点:一是正气与邪气两种力量始终是在消长盛衰的变化,不是固定不变而静止的;二是邪正强弱是有一定变化规律,即正气增长而旺盛则邪气必然衰减,邪气亢盛而正气必然虚弱减退;三是临床中发病机制表现为"虚""实"两种不同发病机制。在临床疾病的辨证论治中,辨析疾病的强弱和人体正气的盛衰,对疾病的治疗效果是很关键的一环。

**(一)肾病的邪正盛衰与虚实病机的表现**

**1.肾实证**

肾实证是指肾脏出现疾病时,邪气过于强盛为矛盾的主要方面和正气强盛、邪气也盛的一种病理反应。主要表现为致病因素的毒力和机体抗病能力都比较强盛,正邪双方势均力敌,正气能与邪气抗争。此阶段正邪相搏,斗争剧烈,反应明显,胜负难解,故在临床上,可出现一系列较剧烈的病理性反应,而患者病证状态有难于忍耐不可适应的感觉,谓之实证。

肾实性病机及证候常见于外感六淫致病的初、中期。肾的精气过亢增强,在临床常表现为免疫、变应性病变的实性病机反应。

### 2.肾虚证

肾虚证主要是指肾脏精气不足的表现,是以正气虚损为矛盾的主要方面的病理反应。主要表现为人体功能减退,抗病能力下降,正气虚弱不能与邪气抗争,难于出现较剧烈病理反应。故在临床上出现一系列虚弱不足或衰退的证候表现,谓之虚证。

肾虚性病机证候多见于二类:一是因先天禀赋不足,素体虚弱;二是肾脏久病、大病后期,精气耗损过多,阴阳、气血、津液失调过度,肾的正气虚弱,功能减退,气血不能充于心脑、四肢肌肉、五脏六腑,呈现萎靡不振、面色憔悴、全身乏力疲倦,腰酸膝软,心悸气短。如肾阴虚不敛阳气而生内热,五心烦热;如肾阳虚损,阳不达四肢,不能温煦四肢肌肤而畏寒肢冷,脉细无力而数,皆属于肾虚性病理状态表现。

### (二)肾脏病虚实错杂证

在肾病虚实消长过程中,不仅可以产生单纯的,或虚或实的病理变化,而且在肾病发展到某一期或比较复杂的病情时,也可常见到同一人患病同时存在虚实错杂的肾脏病理反应。这是因为邪气与正气相互作用,其盛衰同时存在所致。其原因是肾病初期,主要为邪实性病机变化。如果失治、误治,病邪久留未祛,损耗人体肾脏正气,此时邪还未祛,而正气已有虚损,为虚实同时存在,称为虚实错杂。或原本肾虚而气化无力、开合不利而致痰饮、水湿、血瘀,滞留体内为实,虚实并存而为错杂。或因肾虚而及他脏,继而外感风热,风热犯肺而发热、咳嗽、咳痰、苔黄燥无津,而上实下虚,或肺实、肾虚错杂病机状态。虚实错杂的病机包括虚中夹实和实中夹虚。

### 1.虚中夹实证

虚中夹实证是以正气虚损为主,或体内某一脏腑患病以正虚为主,但有兼夹邪实等病理改变。如在肾脏久病未有向痊愈转归,久之耗损肾的精气、阴阳、气血、津液,而使肾气虚损不足。肾气不能化阳,而使肾阳不足,中焦脾阳得不到肾阳温煦,而致中焦脾阳虚,水湿运化失常,滞留体内溢于肌肤四肢,体感沉重,此称为实证。由于邪实乃由脾虚不运所致,故其病理变化仍以虚为主,实邪则居其中。另一种病证情况是肾病久则肾气虚损,肾阳不能上蒸于上焦及肺,由于肺气虚,而无能抵御外部热邪内侵于肺,热伤肺络导致咳喘、痰黄、苔黄、口干、咽痛、舌燥,此为实证。肾、肺气虚为主证,肺热咳痰为实证、次证。

2.实中挟虚证

实中挟虚证指肾脏病理变化以邪实为主,兼见正气虚损之候,或指以正气虚为次要的病状。如肾热证初期,由于外感热邪后,临床表现为发热、腰困疼痛、尿急、尿赤、尿灼烧感,但又合并热灼耗津,或汗出丢津,轻度乏力,形成实热伤津、耗气病理。由于肾病本实为主病机,但其津气虚为次证,故称实中挟虚证。

### (三)肾病虚实转化

在肾病发生发展时,正邪双方互相斗争的过程中,相互之间不是固定不变的,而是始终发生着变化,时而以虚为主,时而以实为主。肾病的虚实病机常常会发生相互转化,即由实转虚或因虚致实的病状。

1.由实转虚证

由实转虚证是指因为肾脏发病初期,病机为实,因误治、失治等原因,致使病情迁延日久;或年老体衰,调理失宜,而耗伤精气、阴阳、津液过多,正气日衰,可逐渐出现肾气不足。证见腰困乏力,尿频尿少,功能减退之虚象。或其他脏腑功能也随之衰退,如肺、脾功能虚弱,纳呆食少,面色不华,气短乏力,容易反复外感风寒等,此即由实转虚的病机。

2.因虚致实证

因虚致实证多因先天禀赋不足,或过度劳伤,或因久病未愈致肾脏精气虚损,或其他脏腑生理功能减退。由于肾脏精气本虚,阳气不能温煦他脏,而致气行滞缓或血瘀。因阳气不能温运气化水湿,而湿邪、痰饮等实邪滞留体内而肌肤水肿,或因素体脾胃虚衰而中气下陷,而餐后运化不利、腹胀疼痛、嗳气、呕吐等此即为实证。原有正气虚弱病证,继后实证的病理又占主导地位。此即先虚后实、以实为主、虚实错杂的病理反应(有时与虚中挟实证难以区别)。

### (四)肾脏病虚实真假

在临证中,对肾脏病机虚实进行判定时,有一定征象可为依据。但是,临床征象仅仅是疾病的表面现象。一般情况下,现象与本质相一致时,可以真实反映或虚或实的发病机制。但在特殊情况下,疾病的表象与本质并不完全一致,会出现与疾病本质不完全一致的假象。这些假象并不能说明疾病"虚实"本质的病机。所以临证时有表现真虚假实或真实假虚的发病机制。

1.真虚假实证

真虚假实证是指虚是疾病的本质,而"实"是表面之假象。多由于肾气虚弱,脏腑气血或津液不足、功能减退、运化无力所致。如肾病久治不愈,耗津伤气,致使脾气虚损、津少、运化无力,症见便秘干燥,隔日或数日排便一次,便时久排感乏力不下,干燥便秘,表现为实,实质为气虚津少。治疗时应以补气增津,滋阴为要。如脾肾两虚,水湿运化不利而水肿、尿浊、小便不利,表面征象为实,实质为肾脾双虚之病机,治以补益脾肾之气,方可利湿消肿而祛邪。

2.真实假虚证

真实假虚证是指肾病"实证"是其病机本质,而"虚证"则是表面之假象。如肾气盛,或外感邪毒而致肾脏患病,热盛、口渴、咽痛、小便不利、肌肤水肿;或因湿热内蕴,滞阻经络,使气血上下不能通达、升降、出入而便秘、纳呆,这些都是邪实的征象,继之又有精神萎靡不振、倦怠乏力等假虚证象。

**(五)肾脏病邪正盛衰的发展趋向与转归的机制**

在肾病发生发展过程中,正气与邪气的强弱、盛衰不是固定不变的。邪正盛衰的变化不仅决定着病机病证的虚实,而且直接影响着疾病的发展趋向和转归。在一般情况下,正盛邪退则病愈,疾病趋向于好转和痊愈;邪盛正衰则病进,疾病趋向于加重、恶化甚或导致死亡。但正盛又不可过亢,正气过亢时,也可形成气滞不畅,而内生痰湿等病机。寒颤、高热、免疫过亢、变态反应等均是正气过亢之病证。

1.正盛则邪退

正盛则邪退是指肾病在邪正消长盛衰的发展过程中,肾病向好转及痊愈方向发展的一种转归,这是疾病发展中最常见的结局。这是由于患者脏腑的正气盛,抗御病邪的能力较强,或因及时地进行调养与治疗,则邪气难于进一步发展,进而阻止病邪对机体的损害,则脏腑的病理性损害逐渐得到修复,而精、气、血、阴阳、津液失常的状态进而得到恢复与平衡。人群中大多数人不会屡患肾病,其主要原因就是正气盛的缘故,或者既患肾病而辅于调治,同样可以使病邪损伤的肾脏恢复和痊愈。又如在肾病治疗过程中,患者如果正气盛,外邪不能通过口鼻内侵而患风热、风寒之病证。或经简单调治,邪气被祛而很快治愈,达到营卫气血调和平衡,即是正盛邪退的病机。

2.邪盛则正衰

邪盛则正衰是指肾病在邪正消长盛衰的发展过程中,疾病邪气向纵深发展、恶化的一种趋向。这是由于肾正气逐渐虚弱,或由于邪气无法得到控制,继续向深处漫延,肾脏抗御病邪的能力日趋低下而衰弱,因此,不能制止邪气进一步损害脏腑组织,导致病情进一步发展,肾脏所受的病理性损害也日趋严重,病势趋向发展恶化或加剧。若邪气独盛,正气虚衰,则可引起人体的气血、阴阳、脏腑、经络生理功能更加衰败,导致正不胜邪,邪盛正衰,最后则阴阳离决,而机体的生命活动终止。

另外,临证也可常见肾病发展的另一种病证状态。在邪正消长盛衰的发展过程中,如果邪正双方力量对比势均力敌,则也可出现邪正相持,或正虚邪恋,或邪去而正气也虚、不可复原等病况。这常见于肾病由急性转为慢性,或遗留某些后遗症,或慢性肾病持久不愈等病理状态。

总之,在肾脏病发生发展中,邪正盛衰的病证是肾脏病不断变化的、基本的、主要发病机制之一。"邪气盛则实,精气夺则虚",在《素问·通评虚实论》中,早已论述了虚与实两种不同的病理状态,也充分说明邪正双方力量的对比,决定着病证病机的虚实。在肾病发生发展中,不可机械的、一成不变的看待肾病的病证,邪正盛衰的发病机制是在动态中不断变化的。邪正盛衰消长的病理变化,决定着肾病的虚实、夹杂、转化。在肾病的辨析、论治中更要注意邪气与正气的本质,临床表现不统一、不一致的虚实及真假之病机。这对掌握肾病的发生、发展、趋向、转归具有重要意义,对肾病的辨证解析具有重要作用。

# 第五节　培元固本治疗肾病的临床应用

## 一、培元固本理论基础

脾胃为后天之本,气血生化之源。脾胃健运,中气充足,升降相因,脏腑气血运行调畅,疾病难生;反之,脾胃失健,中气不足,升降失司,脏腑气机运行受阻,百病由生。

肾为先天之本,元阴元阳寄居之所,肾中阴阳为一身阴阳之根本。肾气充盛,命门火旺,正气固护,生命原动力充足,外邪难侵;反之,肾元亏虚,命门火衰,正气不固,病邪易侵袭人体而致病。

本,即根本、本原之意;元为元气,又谓"原气""真气"。元气是人体最原始也最重要的气,元气由肾精化生,而肾精的丰沛亦依赖于先天之精与后天水谷之精的濡养。培元固本旨在培固元气,巩固先天精气,充养后天中气,以调动自身正气,提高愈病能力。先天精气、后天中气丰沛,气血阴阳平衡,五脏六腑和谐,则机体正气存于内,邪气不可干。

培元固本的主要治疗原则为补益元气、温养气血、脾肾同治,临证善用人参、白术、黄芪等药,充分体现了《黄帝内经》"不治已病治未病"的观点,完善了治未病理论,对预防早衰、调治健康状态有着重要的意义。

## 二、培元固本作用机制

### (一)培补元气

补元气的治法、用药均应重视人体的气血阴阳,亦如《灵枢·本脏篇》云:"人之血气精神者,所以奉生而周于性命者也。"强调气血对于机体的重要性。培补元气法旨在充养人体气血,从而调动自身正气,提高愈病能力,形成"兼顾气血,协调阴阳"的治疗原则,体现"培元固本,扶正防邪"的特色治法。

人之有生,以脾胃为主,脾胃健盛,则恒无病。脾胃健则形体健,脾胃伤则元气衰败,百病皆由脾胃衰而生,故治病当"调理脾胃以安和五脏"。临证应当重视后天之本——脾胃元气的作用,强调先天不足可以通过后天调养,脾胃化生的气血津液奉养周身,故脾胃健则五脏和,脾胃一伤,则五脏皆无生气。

### (二)脾肾同治

肾主封藏,为藏精之处、水火之宅,为先天、五脏阴阳之本。肾中精气受于父母的先天之精,肾中精气化生元气,可促进人体生长发育,推动和激发脏腑的各种功能,温煦脏腑肢体关节,故为人体气之根本。人体生、长、壮、老、已整个生命过程均与肾息息相关,肾气旺盛,则精力充沛、身体强壮。脾胃为"仓廪之官",是人体受纳饮食、运化水谷精微的重要脏器,其为气血津液化生提供动力。脾胃运化功能如常,则机体生长发育如常,若脾胃运化失常,则会影响机体对营养物质的吸收,最终对人体健康产生危害。脾、肾两脏均对养生防病有着重要的意义,先天资后天,后天养先天,两者互资互用。清·吴谦《医宗金鉴·删补名医方论》云:"先天之气在肾,是父母之所赋;后天之气在脾,是水谷之所化……后天之气得先天之气,则生生而不息;先天之气得后天之气,始化化而不穷也。"强调防病治病理当自脾肾出发,注重先后天并补、脾肾同治。先天得充,后天得养,则肾精充足,脾气健运,人体才拥有良好的调节能力,则正气御邪能力强盛,可从根本上预防疾病的发生与发展。

## 三、培元固本临床应用

培元固本有培元与固本之区别,培元既培补先天之元肾气,又培补后天之元脾胃之气;固本侧重于巩固人体的肾元与命门之元。

肾病是指或感受外邪,或饮食不节,或情志失调,或禀赋不足等引起的疾病。肾者,主蛰,封藏之本,具有藏精、主水功用。若肾中精气蒸腾气化失司,水液运行失常,则出现水肿、癃闭等病;若肾与膀胱气化不利,水道不畅,则出现淋沥涩痛之证。

肾科培元流派强调肾为先天之本,治疗肾脏病重视养元、培元、护元、保元,旨在维护人体生机、强固生命根基、抵御外邪侵袭、促进身体康复、延缓衰老等,以温养气血、培补脾肾元气为治法,善于应用经典方剂治疗肾系疾病,常用参芪地黄汤、左归丸、右归丸、五子衍宗丸、水陆二仙丹、二至丸、四君子汤、升阳益胃汤等。

# 第四章

## 肾科培元流派常用药物与方剂

## 第一节 常 用 药 物

### 一、生地黄

#### (一)本草渊源

生地黄为玄参科植物地黄的干燥块根。秋季采挖,除去泥沙、芦头及须根,缓慢烘焙至八成干。本品气微,味微甜。以切面乌黑者为佳。生用。

1.药性

甘,苦,寒。归心、肝、肾经。

2.功效

清热凉血,养阴生津。

3.应用

(1)用于治疗热入营血,温毒发斑,虚实证均可。温热病热入营分,壮热烦渴、神昏、舌绛者,常配伍玄参、连翘、黄连等同用;热入血分,身热发斑,甚则神昏谵语,常配伍水牛角、赤芍、牡丹皮等同用;血热毒盛,发斑发疹,色紫暗者,常配伍大青叶、水牛角等同用。

(2)用于治疗血热出血。血热妄行之吐血、衄血,常配伍生侧柏叶、鲜荷叶、生艾叶同用;血热便血、尿血,常配伍地榆同用;血热崩漏或产后出血,配伍益母草同用。

(3)用于治疗热病伤阴,舌绛烦渴,内热消渴。热病伤阴,烦渴多饮,舌绛者,常配伍麦冬、北沙参、玉竹等同用;阴虚内热之消渴,常配伍山药、黄芪、葛根等同用。

(4)用于治疗阴虚发热,骨蒸劳热。阴虚内热,骨蒸潮热,常配伍知母、麦冬、地骨皮等同用;温病后期余热未尽,阴津已伤,邪伏阴分,夜热早凉,舌红脉数者,常配伍青蒿、鳖甲、知母等同用。

(5)用于治疗津伤便秘。阴虚津伤,肠燥便秘,常配伍玄参、麦冬等同用。

**4.用法用量**

水煎服,10～15 g。

**5.使用注意**

脾虚湿滞,腹满便溏者不宜使用。

**(二)现代研究**

**1.化学成分**

本品主要含梓醇、二氢梓醇、乙酰梓醇、地黄苷、桃叶珊瑚苷、密力特苷、单密力特苷、筋骨草苷、毛蕊花糖苷等成分。此外,本品还含有β-谷甾醇、多种氨基酸和糖类等。2020年版《中华人民共和国药典》(以下简称《中国药典》)规定本品含梓醇不得少于0.20%,含地黄苷D不得少于0.10%。

**2.药理作用**

(1)降血糖作用。地黄为中医治疗"消渴"的重要药物之一。多数动物实验证明,地黄能抑制实验性高血糖,也能使正常家兔血糖下降。生地黄水提液可通过上调2型糖尿病大鼠胰岛素原基因mRNA与蛋白的表达和抑制脂肪组织抵抗素基因的表达,改善胰岛β细胞功能,改善脂代谢紊乱,从而降低大鼠血糖;生地黄中所含地黄低聚糖可明显降低四氧嘧啶糖尿病大鼠血糖水平,增加肝糖含量,减低肝葡萄糖-6-磷酸脱氢酶活性。地黄中主要活性成分梓醇也具有降血糖作用。

(2)强心利尿作用。实验表明,地黄有强心作用,能增加心排血量、冠状动脉血流量和心肌营养性血流量。中剂量对动物的心脏具有直接加强心肌收缩的作用,大剂量可使心脏中毒,对衰弱的心脏作用更为明显。麻醉犬静脉注射地黄2.5 mL,可使单位时间内尿量增加,利尿原因与强心作用、扩张肾血管有关。

(3)抗炎及免疫调节作用。地黄水制剂、酒制剂对大鼠实验性甲醛性关节炎所致肿胀可促进消退。生地黄对小鼠脾脏抗原结合细胞的增生有抑制作用,对人的淋巴细胞转化有促进作用,1/1 600的生地黄液与植物血凝素或刀豆素A共同培养小鼠脾脏淋巴细胞有促进转化作用。生地黄水提液或醇提液腹腔注射时可使小鼠被皮质醇抑制的腹腔巨噬细胞吞噬功能提高,但对正常小鼠巨噬细胞吞噬功能无明显影响。地黄可明显促进伴刀豆球蛋白A活化的脾淋巴细胞

DNA 和蛋白质的生物合成,对白细胞介素-2 产生也有增强作用。实验表明,地黄低聚糖40 mg/kg可增强正常小鼠的体外抗体形成细胞反应,而 20 mg/kg、40 mg/kg可提高环磷酰胺抑制小鼠和荷瘤小鼠的体外抗体形成细胞数,增强荷瘤小鼠的淋巴细胞增殖反应。提示地黄低聚糖可明显增强免疫抑制小鼠的体液免疫和细胞免疫反应。实验研究认为,地黄苷 A 可能通过增强 B 淋巴细胞产生特异性抗体,促进溶血,从而使血清溶血素含量增加,促进免疫功能低下小鼠的体液免疫功能。同时地黄苷 A 还可刺激 T 淋巴细胞转化为致敏淋巴细胞,增强迟发性变态反应,促进免疫功能低下小鼠的细胞免疫功能。地黄苷 A 还具有增强网状内皮系统吞噬功能的趋势。

(4)抗菌作用。生地黄在体外能抑制白喉棒状杆菌,试管试验表明,地黄对皮肤真菌有抑制作用。生地黄色素对大肠埃希菌、金黄色葡萄球菌均具有一定的抑菌活性作用。

(5)其他作用。本品还具有抗胃溃疡、促进造血、止血、降压、抗骨质疏松等作用,对脑缺血、脑损伤及神经衰弱具有保护等作用。

## 二、熟地黄

本品为玄参科植物地黄的干燥块根经加工炮制而成。取生地黄,照酒炖法炖至酒吸尽,取出,晾晒至外皮黏液稍干时,切厚片或块,干燥,即得;或照蒸法蒸至黑润,取出,晒至约八成干,切厚片或块,干燥,即得。本品气微,味甜。以块肥大、断面乌黑色、味甜者为佳。

### (一)本草渊源

1.药性

甘,微温。归肝、肾经。

2.功效

补血滋阴,益精填髓。

3.应用

(1)用于治疗血虚诸证,为养血补虚之要药。血虚所致萎黄、眩晕、失眠及月经不调、崩漏等,常配伍当归、白芍、川芎同用;血虚心悸怔忡,可配伍远志、酸枣仁等同用;崩漏下血伴血虚血寒、少腹冷痛,常配伍艾叶、阿胶等同用;气血两虚者,常配伍人参、当归等同用。

(2)用于治疗肝肾阴虚诸证,大补五脏真阴,为补肝肾阴虚证之要药。肝肾阴虚所致腰膝酸软、遗精盗汗、耳鸣耳聋、消渴等,常配伍山药、山茱萸等同用;肝肾阴虚,虚火上炎所致骨蒸潮热、颧红盗汗、耳鸣遗精等,常配伍知母、黄柏、山茱萸、龟甲等同用。

(3)用于治疗肝肾不足,精血亏虚,眩晕耳鸣,须发早白。精血亏虚所致须发早白,常配伍何首乌、牛膝、菟丝子等同用;肝肾不足、精血亏虚所致五迟五软,常配伍龟甲、锁阳、狗脊等同用。

**4.用法用量**

水煎服,9～15 g。

**5.使用注意**

本品性质黏腻,较生地黄更甚,有碍消化,凡气滞痰多、脘腹胀痛、食少便溏者忌服。重用久服,为防止其滋腻碍胃,可配陈皮、砂仁等同用。

**(二)现代研究**

**1.化学成分**

熟地黄是生地黄的炮制品,其化学成分与生地黄基本相同,主要含有梓醇、地黄素、桃叶珊瑚苷、地黄苷 A、地黄苷 B、地黄苷 C、地黄苷 D、益母草苷等,此外,尚含多种糖类、氨基酸及微量元素。与生地黄比较,熟地黄所含单糖量增加,而梓醇含量减少,此与炮制过程有关。《中国药典》规定本品含地黄苷 D 不得少于 0.050%。

**2.药理作用**

(1)增强免疫功能。熟地黄可增强细胞免疫功能。熟地黄醚溶性物质能对抗皮质醇引起的小鼠血液中 T 淋巴细胞的减少。熟地黄有效成分地黄多糖能提高正常小鼠 T 淋巴细胞的增殖反应能力,促进白细胞介素-2 的分泌。

(2)降血糖。地黄低聚糖对正常大鼠血糖无明显影响;可降低四氧嘧啶性糖尿病大鼠血糖水平,增加肝糖原含量;对葡萄糖及肾上腺素引起的高血糖有一定的对抗作用。

(3)促凝血、增强造血功能。熟地黄能缩短凝血时间,有促进凝血的作用。地黄多糖可促进正常小鼠骨髓造血干细胞和早期、晚期红系祖细胞的增殖分化。

(4)抗脑损伤。熟地黄可改善谷氨酸单钠毁损下丘脑弓状核大鼠的学习记忆。提高 D-半乳糖衰老模型大鼠学习记忆能力,提高抗氧化酶活性,减少丙二醛、脂质过氧化物含量,并能促进细胞周期从 $G_0/G_1$ 期向 S 期进展,减缓脑细胞衰老的进程。

**三、枸杞子**

本品为茄科植物宁夏枸杞的干燥成熟果实。夏、秋两季果实呈橙红色时采收,热风烘干,去果梗,或晾至皮皱后晒干,除去果梗。本品气微,味甜。以粒大、色红、肉厚、质柔润、籽少、味甜者为佳。生用。

**(一)本草渊源**

**1.药性**

甘,平。归肝、肾经。

**2.功效**

滋补肝肾,益精明目。

**3.应用**

(1)用于治疗肝肾阴虚诸证,长于滋肾精、补肝血,为平补肾精肝血之品。肝肾阴亏,精血不足所致腰膝酸软、眩晕耳鸣、阳痿遗精、内热消渴、血虚萎黄、目昏不明等,单用本品熬膏服,或配补肝肾益精血之品同用;须发早白,常配伍牛膝、菟丝子、制何首乌等同用;肝肾阴虚或精亏血虚所致两目干涩、内障目昏,常配伍熟地黄、山茱萸、山药、菊花等同用;肾精不足,自汗盗汗,耳聋眼花,常配伍熟地黄、山茱萸、菟丝子等同用。

(2)用于治疗阴虚劳嗽。阴虚劳嗽,常配伍麦冬、川贝母、知母等养阴润肺止咳药同用。

(3)此外,本品兼有一定补血之功,对血虚萎黄、失眠多梦、头昏耳鸣等,常配伍龙眼肉等养血安神药同用。

**4.用法用量**

水煎服,6～12 g。或熬膏、浸酒或入丸、散。

**5.使用注意**

有表邪、实热、脾虚湿泻者不宜使用。

**(二)现代研究**

**1.化学成分**

本品主要包含以下成分。①枸杞多糖。②生物碱类成分:甜菜碱,莨菪亭等。《中国药典》规定本品含枸杞多糖以葡萄糖计,不得少于1.80%;含甜菜碱不得少于0.50%。

**2.药理作用**

(1)调节机体免疫功能。枸杞子可明显增强伴刀豆球蛋白A激发的T淋巴细胞增殖反应;拮抗环磷酰胺对小鼠脾脏T细胞、自然杀伤细胞的抑制作用;还能促进B细胞分化增殖,提高血清IgG、IgM及补体$C_4$含量。枸杞子水提物及醇提物能促进网状内皮系统的吞噬功能,提高巨噬细胞吞噬率及吞噬指数。枸杞多糖是枸杞子促进免疫功能的有效成分。枸杞多糖可作用于 T 细胞、B 细胞、巨噬细胞等主要免疫活性细胞,调节机体的免疫功能。枸杞多糖对环磷酰胺及 $^{60}$Co 照射致白细胞计数减少有对抗作用;对 T 淋巴细胞具有选择性免疫效应,低剂量可促进 T 淋巴细胞的转化,高剂量则抑制 T 淋巴细胞的转化。

(2)保肝。枸杞子水浸液对四氯化碳损伤小鼠肝脏有保护作用,能抑制脂肪在肝细胞内沉积,促进肝细胞新生。枸杞多糖对肝脏有较好的保护作用,降低血清谷丙转氨酶和谷草转氨酶,促进粗面内质网及线粒体形态结构恢复,减少肝细胞脂滴形成。枸杞多糖保护肝脏的作用环节包括抗脂质过氧化;保护肝细胞膜结构不受破坏;促进蛋白质合成;减少肝细胞损伤,促进肝细胞再生和肝功能恢复。

(3)降血脂。枸杞子液明显降低血清总胆固醇、甘油三酯、低密度脂蛋白等的含量。枸杞多糖可降低高脂血症小鼠的血脂水平。

(4)降血糖。枸杞子具有明显的降血糖作用,可修复受损胰岛 β 细胞并促进其再生。枸杞子提取物可降低大鼠血糖,增高糖耐量,这与枸杞子中含有胍的衍生物有关。枸杞多糖可降低正常动物血糖,对四氧嘧啶引起的动物糖尿病有明显的预防作用。此外,枸杞多糖对 α-葡萄糖苷酶具有较强的非竞争性抑制作用。

(5)抗氧化。枸杞子具有抗糖尿病大鼠视网膜组织氧化损伤作用,使糖尿病大鼠视网膜组织中维生素 C 含量、脂质过氧化物的含量和超氧化物歧化酶活性趋于正常。枸杞子煎剂可使老年大鼠降低的超氧化物歧化酶活力显著升高,血浆过氧化脂质含量显著下降。枸杞醇提物明显提高 D-半乳糖所致衰老小鼠的学习记忆能力,减少心、肺、脑组织脂褐质浓度,提高红细胞超氧化物歧化酶活力。枸杞子提取液可显著提高小鼠皮肤中超氧化物歧化酶活性,增加胶原蛋白及减少丙二醛含量,具有延缓皮肤衰老的作用。枸杞子不同组成成分对过氧化氢致大鼠红细胞膜脂质过氧化均有不同程度抑制作用。枸杞多糖可显著降低肝组织的脂质过氧化程度,显著提高肝组织中超氧化物歧化酶的活性,维持机体氧化及抗氧化系统的动态平衡,从而使组织的细胞免受自由基侵害。

## 四、山茱萸

本品为山茱萸科植物山茱萸的干燥成熟果肉。秋末冬初果皮变红时采收果实,用文火烘或置沸水中略烫,及时挤出果核,干燥。本品气微,味酸、涩、微苦。以肉肥厚,色紫红,油润柔软者为佳。

### (一)本草渊源

**1.药性**

甘、酸、涩,微苦。归肝、肾经。

**2.功效**

补益肝肾,收涩固脱。

**3.应用**

(1)用于治疗肝肾阴虚之头晕目眩、腰酸耳鸣及肾阳虚之腰膝冷痛、阳痿、小便不利,为平补阴阳之要药。肝肾阴虚,常配伍熟地黄、山药等同用;命门火衰,腰膝冷痛,小便不利,常配伍肉桂、附子等同用;肾虚阳痿,常配伍鹿茸、补骨脂、淫羊藿等同用。

(2)用于治疗肝肾亏虚之遗精滑精、遗尿、尿频,为固精止遗之要药。肾虚精关不固所致遗精、滑精,常配伍熟地黄、山药等同用;肾虚膀胱失约所致遗尿、尿频,常配伍沙苑子、覆盆子、桑螵蛸等同用。

(3)用于治疗月经过多,崩漏带下。妇女肝肾亏损,冲任不固之崩漏、月经过多者,常配伍熟地黄、白芍、当归、川芎等同用;脾气虚弱,冲任不固而漏下不止,常配伍龙骨、黄芪、白术、五味子等同用;带下不止,常配伍莲子、芡实等同用。

(4)用于治疗大汗欲脱,体虚欲脱。大汗不止,体虚欲脱或久病虚脱,常配伍人参、附子等同用。

(5)用于治疗内热消渴。肝肾阴虚,内热消渴证,常配伍黄精、枸杞子、天花粉、生地黄等滋补肝肾,清热生津药同用。

**4.用法用量**

水煎服,6~12 g;急救固脱可用至 20~30 g。

**5.使用注意**

素有湿热而致小便淋涩者不宜服用。

### (二)现代研究

**1.化学成分**

本品主要含环烯醚萜苷类成分:莫诺苷、马钱苷、山茱萸裂苷、山茱萸苷等。其另含有熊果酸、7-脱氢马钱素等。《中国药典》规定本品含莫诺苷和马钱苷的总量不得少于 1.20%,饮片不得少于 0.70%。

**2.药理作用**

山茱萸对非特异性免疫功能有增强作用,体外试验证明其能抑制腹水癌细胞;有抗实验性肝损害作用;对于因化学治疗及放射治疗引起的白细胞计数下降,有使其升高的作用;有抗氧化作用;有较弱的兴奋副交感神经作用;所含鞣质有收敛作用。山茱萸注射液能强心、升压,并能抑制血小板聚集,抗血栓形成。此外,山茱萸有抑菌、抗流感病毒、降血糖、利尿等作用。

## 五、山药

本品为薯蓣科植物薯蓣的干燥根茎。冬季茎叶枯萎后采挖,切去根头,洗净,刮去粗皮和须根,晒干或烘干,称"毛山药";选择肥大顺直的干燥山药,置清水浸至无干心,闷透,切齐两端,用木板搓成圆柱状,晒干,打光,习称"光山药"。本品味淡、微酸,嚼之发黏。以粉性足、色白者为佳。生用或麸炒用。

### (一)本草渊源

**1.药性**

甘,平。归脾、肺、肾经。

**2.功效**

益气养阴,补脾肺肾,涩精止带。

**3.应用**

(1)用于治疗脾虚证,为一味平补脾胃的药品,故不论脾气亏虚或气阴两虚,皆可应用。脾虚食少,大便溏泻,常配伍人参、茯苓、白术等同用;脾虚不运,湿浊下注之白带过多,常配伍人参、白芍、白术等同用。

(2)用于治疗肺虚证。肺虚久咳或虚喘,配伍脾肺双补之太子参、南沙参等同用。

(3)用于治疗肾气虚证。肾气虚之腰膝酸软、夜尿频多或遗尿、滑精早泄,女子带下清稀,肾阴虚的形体消瘦、腰膝酸软、遗精等,常配伍熟地黄、牡丹皮、泽泻等同用。

(4)用于治疗消渴气阴两虚证。消渴病气阴两虚,常配伍黄芪、天花粉、知母等同用。

**4.用法用量**

水煎服,15～30 g。生用偏于补肾益阴;麸炒用偏于健脾补肺止泻,用于治疗脾虚食少,便溏泄泻,白带过多。

**5.使用注意**

本品养阴能助湿,湿盛中满或有积滞、实邪患者不宜使用。

## (二)现代研究

### 1.化学成分

本品主要含皂苷、糖蛋白、甘露聚糖、尿囊素、山药素、胆碱、多巴胺、粗纤维、果胶、淀粉酶及微量元素等多种成分。

### 2.药理作用

山药水煎液对脾虚动物模型有预防和治疗作用,能抑制胃排空运动及肠管推进运动,拮抗离体回肠的强直性收缩,增强小肠吸收功能,帮助消化,保护胃黏膜损伤。山药水煎液、山药多糖能降血糖。山药多糖能提高非特异性免疫功能、特异性细胞免疫和体液免疫功能。山药多糖、总黄酮和山药烯醇提取物具有抗氧化、抗衰老作用。山药中的尿囊素具有抗刺激、麻醉镇痛和消炎抑菌等作用。此外,山药有降血脂、抗肿瘤等作用。

## 六、制何首乌

本品为蓼科植物何首乌的干燥块根的炮制加工品。秋、冬二季叶枯萎时采挖,削去两端,洗净,个大的切成块,干燥,切厚片或块,称生何首乌。取生何首乌片或块,照炖法用黑豆汁拌匀,置非铁质的适宜容器内,炖至汁液吸尽;或照蒸法清蒸或用黑豆汁拌匀后蒸,蒸至内外均呈棕褐色,晒至半干,切片,干燥,称制何首乌。制何首乌气微,味微甘而苦涩,以质坚硬、断面角质样、棕褐色或黑色者为佳。

### (一)本草渊源

#### 1.药性

苦、甘、涩,微温。归肝、心、肾经。

#### 2.功效

补肝肾,益精血,乌须发,强筋骨,化浊降脂。

#### 3.应用

(1)血虚萎黄,眩晕耳鸣,须发早白,腰膝酸软,肢体麻木,崩漏带下。制何首乌功善补肝肾、益精血、乌须发、强筋骨,兼能收敛,不寒、不燥、不腻,为滋补良药。用治血虚萎黄、失眠健忘,常与熟地黄、当归、酸枣仁等同用;用治精血亏虚、腰膝酸软、肢体麻木、头晕眼花、须发早白及肾虚无子,常与当归、枸杞子、菟丝子等同用;用治肝肾亏虚、腰膝酸软、头晕目花、眩晕耳鸣,常配桑椹、杜仲、黑芝麻等;用治妇女肝肾亏虚之月经不调及崩漏等,可与当归、白芍、熟地黄等同用。

(2)高脂血症。制何首乌能化浊降脂,用治高脂血症,可单用或与墨旱莲、女贞子等同用。

**4.用法用量**

水煎服,6～12 g。

**5.使用注意**

本品制用偏于补益,且兼收敛之性,湿痰壅盛者忌用;生用滑肠通便,大便溏泄者忌用。何首乌可能有引起肝损伤的风险,故不宜长期、大量服用。

**(二)现代研究**

**1.化学成分**

制何首乌除了含蒽醌类、二苯乙烯苷类化合物之外,还含炮制过程中产生的糖的美拉德反应产物。

**2.药理作用**

制何首乌能增加老年小鼠和青年小鼠脑、肝中蛋白质含量,抑制脑和肝组织中的 B 型单胺氧化酶活性;抑制老年小鼠的胸腺萎缩,抗骨质疏松,对抗环磷酰胺的免疫抑制;促进骨髓造血,降低急性高脂血症模型家兔的高胆固醇,使之恢复正常水平。

## 七、菟丝子

本品为旋花科植物南方菟丝子或菟丝子的干燥成熟种子。秋季果实成熟时采收植株,晒干,打下种子,除去杂质,洗净,干燥,生用或盐水炙用。

**(一)本草渊源**

**1.药性**

辛、甘,平。归肝、肾、脾经。

**2.功效**

补益肝肾,固精缩尿,安胎,明目,止泻;外用消风祛斑。

**3.应用**

(1)用于治疗肾虚阳痿、遗精滑精、早泄、不孕、尿频、带下过多、腰膝酸软。肾虚腰痛,常配伍杜仲、山药等同用;阳痿遗精,配伍枸杞子、覆盆子、车前子、五味子同用;小便过多或失禁,可配伍桑螵蛸、肉苁蓉、鹿茸等同用;遗精、白浊、尿有余沥,常配伍沙苑子、芡实、萆薢、茯苓、石莲子等同用。

(2)用于治疗肝肾亏虚,目暗不明。肝肾不足所致目昏、耳鸣等,配伍熟地黄、车前子、当归、枸杞子、远志等同用。

(3)用于治疗肾虚胎漏,胎动不安。肾虚冲任不固,胎动不安,滑胎,常配伍续断、桑寄生、阿胶等同用。

（4）用于治疗脾肾虚寒，便溏泄泻。偏脾虚腹泻，常配伍人参、白术、补骨脂等同用；脾肾两虚泄泻，常配伍枸杞子、山药、茯苓、莲子、肉豆蔻等同用。

（5）此外，取本品补肾益精之功，用于治疗肾虚消渴。现临床肝炎、肝硬化、肾炎等可辨证选用；本品外用可治疗白癜风、痔疮、癣疮等。

**4.用法用量**

水煎服，6～12 g。外用适量。

**5.使用注意**

本品虽为平补之品，但偏于补阳，因而阴虚火旺、大便燥结、小便短赤患者不宜服用。

**（二）现代研究**

**1.化学成分**

本品主要包含以下成分。①黄酮类成分：金丝桃苷等。②有机酸类成分：绿原酸等。本品还含钙、钾、磷等微量元素及氨基酸等。《中国药典》规定本品含金丝桃苷不得少于 0.10%。

**2.药理作用**

（1）对心血管系统的作用。菟丝子浸剂及乙醇提取液均能增强离体蟾蜍心脏的收缩力，使振幅加强，心率减慢。菟丝子浸剂（0.1 g/kg 静脉注射）或酊剂均能降低麻醉犬的血压。菟丝子中的黄酮成分给犬注射，对缺血心肌有明显的保护作用，可减轻心肌缺血的程度，减小缺血范围，改善缺血心脏血流动力学，增加冠脉血流量，减少冠状动脉阻力，从而使缺血心肌供血量增加；在体外能抑制花生四烯酸诱导的血小板聚集，增加小鼠心肌营养性血流量。本品能使冠状静脉窦血氧含量提高，心肌能量消耗下降，冠状静脉-动脉血氧差减小。

（2）对造血系统的作用。菟丝子可减轻环磷酰胺所致的小鼠骨髓循环障碍，使造血功能改善。大菟丝子散能拮抗环磷酰胺对造血干细胞的毒害作用。

（3）生殖作用。菟丝子的主要有效成分菟丝子黄酮能够促进下丘脑-垂体-性腺轴功能，提高垂体对促性腺激素释放激素的反应性，促进卵泡发育，提高应激大鼠雌二醇、黄体酮的水平，同时也能提高垂体促黄体生成素及下丘脑β-内啡肽的水平；菟丝子对精子活动具有明显的促进作用，可以明显提高精子的运动速度、活力指数及毛细血管穿透值，而对精子的膜功能无明显不良影响；增加子宫重量及使阴道上皮角化的作用最为显著，有雌激素样活性，其水煎液可引起豚鼠离体已孕、未孕子宫及家兔未孕子宫节律性收缩，对张力无明显影响。此外，菟丝子具有提高果蝇性能力的作用,对皮质醇所致小鼠阳虚症状均有一定的恢复作用。

(4)抗菌作用。菟丝子100％煎剂在体外对金黄色葡萄球菌、福氏志贺菌等均有抑制作用。

(5)增强免疫功能作用。菟丝子中的黄酮能提高小鼠腹腔巨噬细胞的吞噬功能、提高活性E-玫瑰花结形成率和促进抗体生成,并能促进淋巴细胞转化。菟丝子醇提取物灌胃,可明显提高烧伤小鼠的血清溶血素水平,增强腹腔巨噬细胞的吞噬功能,改善脾淋巴细胞对伴刀豆球蛋白A的增殖反应。

(6)抗氧化、抗衰老作用。菟丝子醇提取液可使D-半乳糖致衰老大鼠的糖化血红蛋白、糖化血清蛋白、丙二醛水平明显降低,超氧化物歧化酶活性显著升高,提示菟丝子可抑制非酶糖基化反应,减少自由基生成,具有一定的抗衰老作用。菟丝子有抗氧化作用,能清除超氧阴离子自由基和抑制鼠肝匀浆脂质过氧化作用。本品还能使家蚕幼虫期及生长期延长。菟丝子水提取物还可显著改善脑缺血所致大鼠记忆障碍,其作用机制可能也与菟丝子的抗氧化作用有关。

(7)其他作用。①保肝作用:菟丝子水提液能够提高肝糖原、肾上腺维生素C等水平,降低血液乳酸、丙酮酸及谷丙转氨酶含量,对四氯化碳引起的肝损伤有保护作用。②明目作用:能够减轻晶状体混浊程度,从而表明菟丝子对大鼠半乳糖性白内障具有延缓和治疗作用。③抗骨质疏松作用:菟丝子黄酮能够显著抑制去卵巢大鼠的骨中钙、磷的流失速度,使钙、磷排出量保持在正常水平,增强骨密度,调整骨形成和骨吸收的关系,对去卵巢造成的骨质疏松有明显的防治作用。

## 八、桑寄生

本品为桑寄生科植物桑寄生的干燥带叶茎枝。冬季至次年春采割,切段,干燥,或蒸后干燥,切厚片。本品气微,味涩。以枝细、质嫩、叶多者为佳。生用。

### (一)本草渊源

1.药性

苦、甘、平。归肝、肾经。

2.功效

祛风湿,补肝肾,强筋骨,安胎元。

3.应用

(1)用于治疗风湿痹证。痹证日久,伤及肝肾,腰膝酸软,筋骨无力者,配伍独活、杜仲、牛膝等同用。

(2)用于治疗崩漏经多,妊娠漏血,胎动不安。肝肾亏虚,月经过多、崩漏,妊娠下血,胎动不安者,配伍阿胶、续断、当归、香附、菟丝子等同用。

(3)用于治疗头晕目眩。本品尚能补益肝肾以平肝降压,用于高血压病头晕目眩属肝肾不足者,可与杜仲、牛膝等药配伍。

4.用法用量

水煎服,9～15 g。

5.使用注意

过量服用本品后偶有头痛、目眩、胃肠不适、食欲不振、腹胀、口干等症状。

(二)现代研究

1.化学成分

本品主要包含以下成分。①黄酮类成分:广寄生甘、槲皮素、金丝桃苷、槲皮苷等。②挥发油:苯甲酰、芳-姜黄烯、桉树脑等。

2.药理作用

桑寄生有抗炎、镇痛、降血脂、降压作用;注射液对冠状动脉有扩张作用,并能减慢心率;煎剂或浸剂在体外对脊髓灰质炎病毒和多种肠道病毒均有明显抑制作用,能抑制伤寒沙门菌及金黄色葡萄球菌的生长;提取物对乙型肝炎表面抗原有抑制活性。

### 九、续断

本品为川续断科植物川续断的干燥根。秋季采挖,去根头及须根,微火烘至半干,堆置"发汗"至内部变绿色时,再烘干。本品气微香,味苦、微甜而后涩。以条粗、质软、内呈墨绿色者为佳。切厚片,生用或酒炙、盐炙用。

(一)本草渊源

1.药性

苦、辛,微温。归肝、肾经。

2.功效

补益肝肾,强壮筋骨,止血安胎,疗伤续折。

3.应用

(1)用于治疗肝肾不足、阳痿、腰膝酸软、遗精遗尿。肝肾亏虚、筋骨不健,可配伍杜仲、牛膝、五加皮等同用;肾阳不足、下元虚冷所致阳痿不举、遗精滑泄、遗尿尿频,常配伍鹿茸、肉苁蓉、菟丝子等同用;滑泄不禁,配伍龙骨、茯苓等同用。

（2）用于治疗腰膝酸痛、寒湿痹痛。肝肾不足之腰膝酸痛，可配伍萆薢、杜仲、牛膝等同用；肝肾不足伴风寒湿痹痛，可配伍桑寄生、狗脊、杜仲、制川乌、防风等同用。

（3）用于治疗筋断骨折、跌打损伤。跌打损伤、瘀血肿痛、筋伤骨折，常配伍苏木、桃仁、红花等同用；脚、膝折伤愈合失补，筋缩疼痛，可配伍当归、木瓜、白芍、黄芪等同用。

（4）用于治疗妇女经水过多，妊娠胎动不安，胎漏下血，尤适用于挫闪损伤之胎漏下血。滑胎、胎动不安，常配伍桑寄生、阿胶等同用；肝肾不足、崩漏下血不止、月经过多，可配伍地榆、侧柏叶炭、黄芪、当归、艾叶等同用。

（5）此外，续断活血祛瘀止痛，尚可配伍清热解毒之品，用于治疗痈肿疮疡、血瘀肿痛，如配伍蒲公英，可治疗乳痈肿痛。因其含维生素E，亦用于抗衰老。

4.用法用量

水煎服，9～15 g。或入丸散，外用适量研末敷；崩漏下血宜炒用；治风湿痹痛，跌扑损伤，筋伤骨折多用酒续断；治腰膝酸软多用盐续断。

5.使用注意

风湿热痹者须慎用。

**(二)现代研究**

1.化学成分

本品主要含三萜皂苷类成分（常春藤苷、川续断皂苷Ⅵ等）、生物碱类成分（喜树次碱等）、萜类成分（熊果酸、番木鳖苷等）。本品还含黄酮类、甾醇等。《中国药典》规定本品含川续断皂苷Ⅵ不得少于2.0%，饮片含川续断皂苷Ⅵ不得少于1.5%；酒续断、盐续断含川续断皂苷Ⅵ不得少于1.5%。

2.药理作用

川续断浸膏、总生物碱及挥发油对未孕或妊娠小鼠子宫皆有显著的抑制收缩作用；水煎液能提高小鼠耐缺氧能力和耐寒能力，延长小鼠负重游泳持续时间，促进小鼠巨噬细胞吞噬功能；醇提液能明显促进成骨细胞的增殖，具有抗骨质疏松作用。此外，续断还具有抗炎、抗衰老、抗氧化、抗维生素E缺乏症等作用。

**十、杜仲**

本品为杜仲科植物杜仲的干燥树皮。4～6月剥取，去粗皮，堆置"发汗"至内皮呈紫褐色，晒干，切成块或丝，生用或盐水炙用。

**(一)本草渊源**

**1.药性**

甘,温。归肝、肾经。

**2.功效**

补肝肾,强筋骨,安胎。

**3.应用**

(1)用于治疗肾虚所致腰痛及各种腰痛、筋骨痿弱、头晕目眩,尤宜于肾虚腰痛、下肢痿软无力、腰膝酸软者。肾虚腰膝酸痛,常配伍核桃仁、补骨脂等同用;风湿腰痛冷重,常配伍独活、桑寄生、细辛等同用;妇女经期腰痛,可配伍当归、川芎、芍药等同用;外伤腰痛,可配伍川芎、桂心、丹参等同用;肾虚阳痿、精冷不固、小便频数,可配伍鹿茸、菟丝子、山茱萸等同用;肝肾不足所致头晕目眩,可配伍牛膝、枸杞子、女贞子等同用。

(2)用于治疗肾虚胎动不安及习惯性堕胎。肝肾亏虚、胎动不安、胎漏下血或滑胎,单用本品有效,或配桑寄生、续断、阿胶、山药、菟丝子等同用。

(3)其他。本品尚可用于治疗肝肾虚损性高血压病。

**4.用法用量**

水煎服,6～10 g。炒用破坏其胶质,有利于有效成分煎出,较生用效果好。

**5.使用注意**

本品为温补之品,阴虚火旺者须慎用。

**(二)现代研究**

**1.化学成分**

本品主要包含以下成分。①木脂素类成分:松脂醇二葡萄糖苷、橄榄树脂素等。②环烯醚萜类成分:京尼平、京尼平苷、京尼平苷酸、桃叶珊瑚苷等。《中国药典》规定本品含松脂醇二葡萄糖苷不得少于0.10%。

**2.药理作用**

杜仲能促进骨髓基质细胞增殖及向成骨细胞分化,利于骨折愈合,对去卵巢大鼠的骨质疏松症有预防或延缓发生的作用;生、炒杜仲及其醇沉物对小鼠均有明显的镇静及镇痛作用;杜仲水提取物能提高肾阳虚小鼠肛温、游泳时间、自主活动时间、睾丸和精囊腺指数等;水煎剂及醇提物均具有降压作用。此外,杜仲还具有保肝、延缓衰老、抗应激、抗肿瘤、抗病毒、抗紫外线损伤等作用。

### 十一、巴戟天

本品为茜草科植物巴戟天的干燥根。全年均可采挖,洗净,除去须根,晒至六七成干,轻轻捶扁,晒干,生用,或除木心,分别加工炮制成巴戟肉、盐巴戟天、制巴戟天用。

**(一)本草渊源**

**1.药性**

甘、辛,微温。归肾、肝经。

**2.功效**

补肾助阳,强筋骨,祛风除湿。

**3.应用**

(1)用于治疗肾阳虚衰、精血亏虚、阳痿早泄、梦遗滑精、宫寒不孕、小便不禁、崩漏、带下、白浊、腰膝冷痛。虚羸阳痿不举,可配伍牛膝浸酒服;肾阳虚衰,命门火衰之阳痿不育,常配伍淫羊藿、仙茅、枸杞子等同用;下元虚冷所致宫寒不孕、月经不调、少腹冷痛,常配伍吴茱萸、肉桂、艾叶等同用。

(2)用于治疗风湿腰膝疼痛、肾虚腰膝酸软。肾虚骨痿、腰膝酸软,常配伍肉苁蓉、菟丝子、杜仲等同用;风湿腰胯冷痛、行步不利,常配伍羌活、杜仲、五加皮等同用。

(3)其他。如肝炎、肝硬化腹水恢复期亦可辨证选用本品。此外,本品配伍独活、三七、细辛、桃仁等同用,尚可用于治疗骨质增生。

**4.用法用量**

水煎服,3～10 g。

**5.使用注意**

阴虚火旺者及有热者不宜服用。

**(二)现代研究**

**1.化学成分**

本品主要包含以下成分。①蒽醌类成分:甲基异茜草素、甲基异茜草素-1-甲醚、大黄素甲醚等。②环烯醚萜类成分:水晶兰苷等。③低聚糖类成分:耐斯糖、1F-果呋喃糖基耐斯糖等。《中国药典》规定本品含耐斯糖不得少于 2.0%。

**2.药理作用**

巴戟天对精子的膜结构和功能具有明显的保护作用,并可改善精子的运动功能和穿透功能。巴戟天水提物、醇提物能诱导骨髓基质细胞向成骨细胞分化。

巴戟天多糖能增加幼年小鼠胸腺重量,能明显提高巨噬细胞吞噬百分率,并能明显促进小鼠免疫特异玫瑰花结形成细胞的形成,其水溶性提取物具有抗抑郁活性。此外,巴戟天还具有延缓衰老、抗肿瘤等作用。

## 十二、生黄芪

本品为豆科植物蒙古黄芪或膜荚黄芪的干燥根。春、秋二季采挖,除去须根和根头,晒干,切片。本品气微而味微甜。以切面色淡黄、粉性足、味甜者为佳。生用。

### (一)本草渊源

**1.药性**

甘,微温。归脾、肺经。

**2.功效**

补气升阳,固表止汗,托疮生肌,利水消肿。

**3.应用**

(1)用于治疗脾气虚证,为补益脾气之要药,为气虚水肿之要药。脾气虚弱所致倦怠乏力、食少便溏,单用熬膏,或配伍人参、白术等同用;长于治疗脾阳不升、脾虚中气下陷之久泻久痢,脱肛等脏器下垂,常配伍人参、升麻、柴胡等同用;脾气虚,水湿失运所致水肿、尿少,常配伍白术、茯苓等同用;脾虚不能统血所致的失血,常配伍人参、白术等同用。

(2)用于治疗肺气虚证。肺气虚弱,胸中大气下陷,少气不足以息,咳嗽无力,气短喘促,咳痰清稀,声低懒言,常配伍人参、紫菀、五味子等同用。

(3)用于治疗气虚自汗。脾肺气虚所致卫气不固、表虚自汗,常配伍牡蛎、麻黄根等同用;卫气不固、表虚自汗而易感风邪,多配伍白术、防风等同用;阴虚盗汗,须与生地黄、黄柏等同用。

(4)用于治疗脾气虚不能布津之内热消渴。气虚津亏,内热消渴,常配伍天花粉、葛根等同用。

(5)用于治疗血虚或气血两虚证。血虚或气血虚所致面色萎黄、神倦脉虚,常配伍当归同用,以补气生血。

(6)用于治疗气虚血滞、半身不遂、痹痛麻木。气虚血滞之卒中后遗症,常配伍当归、川芎、地龙等同用;气虚血滞不行之痹痛、肌肤麻木不遂,常配伍桂枝、芍药等同用;气虚血滞所致之胸痹心痛,常配伍红花、丹参、三七等同用。

(7)用于治疗气血亏虚、疮疡内陷、脓成不溃或久溃不敛者(疮家圣药)。疮疡中期,正虚毒盛不能托毒外达,疮形平塌、根盘散漫、难溃难腐,常配伍人参、当归、升麻、白芷等同用;疮疡后期,气血亏虚所致脓水清稀、疮口难敛,常配伍人参、肉桂、当归等同用。

(8)其他。如气血双虚胎动不安,以及冠状动脉粥样硬化性心脏病等亦可辨证选用。

**4.用法用量**

水煎服,9~30 g。生用走表,能固表止汗、利水消肿、托疮生肌;炙用走里,可补气升阳、生津等。

**5.使用注意**

凡表实邪盛、内有积滞、阴虚阳亢、疮疡初起或热盛疮疡等不宜使用。

**(二)现代研究**

**1.化学成分**

本品主要包含以下成分。①三萜皂苷类成分:黄芪皂苷Ⅰ、黄芪皂苷Ⅱ、黄芪皂苷Ⅲ、黄芪皂苷Ⅳ(黄芪甲苷)等。②黄酮类成分:芒柄花素、毛蕊异黄酮葡萄糖苷等。此外,本品还含多糖、氨基酸等。

《中国药典》规定本品含毛蕊异黄酮葡萄糖苷不得少于0.020%,饮片不得少于0.020%;黄芪甲苷不得少于0.080%,饮片不得少于0.080%。炙黄芪含黄芪甲苷不得少于0.060%,毛蕊异黄酮葡萄糖苷不得少于0.020%。

**2.药理作用**

(1)增强免疫功能。黄芪煎液、黄芪注射液和黄芪有效成分可增强机体免疫功能。黄芪增强免疫的主要成分是黄芪多糖和黄芪甲苷。此外,黄芪水溶性黄酮类成分对细胞免疫功能具有促进作用。

(2)促进造血功能。黄芪多糖对造血系统的作用机制:①保护和改善骨髓造血微环境;②促进外周造血干细胞的增殖和动员;③促进内源性造血因子的分泌。

(3)对物质代谢影响。①调节血糖:黄芪对正常小鼠的血糖含量无明显影响,但可降低葡萄糖负荷后的小鼠血糖水平,对抗肾上腺素引起的小鼠血糖升高和苯乙双胍致小鼠实验性低血糖现象,而对胰岛素性低血糖无明显影响。黄芪甲苷溶液具有促进糖尿病大鼠血浆胰岛素和C肽分泌的作用。②降血脂:黄芪水煎液可明显降低高脂血症小鼠血清总胆固醇、甘油三酯、低密度脂蛋白水平。黄芪多糖能降低高脂血症大鼠的血脂,减少肝脏脂质沉积。③促进蛋白质和核酸代谢:黄芪水煎液能显著促进血清和肝脏蛋白质的更新,对体外培养的肝细胞、骨髓造血细胞 DNA 合成均有促进作用,黄芪多糖能明显增加小鼠脾脏 RNA、DNA 和蛋白质含量。

(4)抗应激。黄芪水煎液能增强大鼠游泳耐疲劳的作用,并使游泳应激大鼠血浆皮质醇含量明显增加、肾上腺重量增加、肾上腺皮质增厚、束状带细胞体积增大,表明黄芪增强大鼠抗应激能力是通过增强肾上腺皮质功能来实现的。黄芪多糖对多种缺氧小鼠具有改善作用,可促进创伤小鼠细胞免疫功能紊乱的恢复,使正常及虚损小鼠抗寒生存时间延长,对正常及阳虚小鼠具有抗疲劳作用,还能延长皮质醇耗竭小鼠的游泳时间。

(5)对心血管系统的影响。①强心:黄芪具有强心作用,对中毒或疲劳衰竭心脏的作用更为明显,使心脏收缩振幅增大,心排血量增多,并能增强腹主动脉结扎致慢性心力衰竭动物的心脏收缩功能,使收缩速度加快、收缩时间缩短。黄芪总皂苷可改善急性心肌梗死犬的心肌收缩、舒张功能,增加冠状动脉血流量,对心功能有保护作用。②保护心肌:黄芪对病毒性心肌炎有治疗作用,还能对抗缺血再灌注和糖尿病引起的心肌损伤。体外试验显示,黄芪总提取物、黄芪多糖对体外培养的心肌细胞具有保护作用,能减轻实验性缺氧复氧对心肌细胞的损伤作用。

(7)保肝。黄芪、黄芪注射液、黄芪总黄酮对对乙酰氨基酚、硫代乙酰胺、四氯化碳、D-半乳糖胺等所致的肝损伤有一定的保护作用。黄芪注射液可降低肝损伤小鼠血清谷丙转氨酶、谷草转氨酶含量。

(8)抗脑缺血损伤。黄芪提取物对大鼠全脑缺血再灌注损伤有一定的保护作用,可减轻脑水肿和病理性损伤,抑制海马神经元迟发性死亡。

(9)抗肿瘤。黄芪可作为抗肿瘤药或化学治疗药物的增效减毒剂,用于治疗肺癌、胃癌、乳腺癌等恶性肿瘤。黄芪水煎液对放射治疗引起的骨髓抑制具有治疗作用。黄芪注射液能增强树突细胞的抗肿瘤转移作用,促进荷瘤宿主的免疫应答。

## 十三、党参

本品为桔梗科植物党参、素花党参或川党参的干燥根。秋季采挖,洗净,晒干,切厚片,生用或米炒用。

### (一)本草渊源

**1.药性**
甘,平。归脾、肺经。

2.功效

补脾益肺,养血生津。

3.应用

(1)用于治疗脾肺气虚证,为补中益气之良药。功效类似人参而药力较弱,常用于治疗脾胃虚弱之食少便溏、倦怠乏力以及肺气亏虚之气短喘咳、声低懒言等。脾气虚证,常配伍白术、茯苓等同用;肺气虚证,常配伍黄芪、蛤蚧等同用。

(2)用于治疗气血两虚证。气虚不能生血或血虚无以化气所致面色㿠白或萎黄、乏力、头晕、心悸等气血两虚证,常配伍黄芪、白术、当归、熟地黄等同用。

(3)用于治疗气津两伤证。气津两伤、气短口渴及内热消渴等,常配伍麦冬、五味子、生地黄、生黄芪等同用。

(4)用于扶正祛邪。

4.用法用量

水煎服,9～30 g。

5.使用注意

不宜与藜芦同用;有实邪的患者不宜使用。

**(二)现代研究**

1.化学成分

本品主要含党参多糖、党参苷、植物甾醇、党参内酯、黄酮类、酚酸类、生物碱、香豆素类、氨基酸、微量元素等。

2.药理作用

党参水煎醇沉液能调节胃肠运动、抗溃疡。党参水煎液能刺激促胃液素释放。党参多糖能促进双歧杆菌的生长,调节肠道菌群比例失调;能升高外周血血红蛋白含量,促进脾脏代偿造血功能;还能增强免疫功能。党参水提液、醇提取液和党参多糖均能改善学习记忆能力,具有益智抗痴呆作用。此外,党参有延缓衰老、抗缺氧、抗辐射、降低血糖、调节血脂和抗心肌缺血等作用。

**十四、白术**

本品为菊科植物白术的干燥根茎。冬季下部叶枯黄、上部叶变脆时采挖,去泥沙,烘干或晒干,再去须根,切厚片,生用或麸炒用。

**(一)本草渊源**

1.药性

甘、苦,温。归脾、胃经。

2.功效

补气健脾,燥湿利水,止汗,安胎。

3.应用

(1)用于治疗脾气虚证,被誉为"补气健脾第一要药"(现研究本品具有强壮、调节肠道功能等作用)。脾虚有湿、食少便溏或腹胀泄泻,常配伍人参、茯苓等同用;脾虚中阳不振,水湿、痰饮内停,常配伍桂枝、茯苓等同用;脾虚水肿,常配伍黄芪、茯苓、猪苓等同用;脾虚湿浊下注、带下清稀,常配伍山药、车前子、苍术等同用。

(2)用于治疗气虚自汗。脾肺气虚、卫气不固、表虚自汗、易感风邪者,常配伍黄芪、防风等同用。

(3)用于治疗脾虚胎动不安。妇女妊娠、脾虚气弱、生化无源、胎动不安兼内热,配伍黄芩、砂仁等同用;兼气滞胸腹胀满者,配伍紫苏梗、砂仁等同用;气血亏虚、胎动不安或滑胎,配伍人参、黄芪、当归等同用;肾虚胎元不固,配伍杜仲、续断、阿胶等同用。

4.用法用量

水煎服,6～12 g。生用偏于燥湿利水;土炒偏于补气健脾;炒焦用偏于健脾止泻,用治消化不良。

5.使用注意

白术性偏温燥,燥湿伤阴,凡热病伤津、阴虚内热、阴虚燥渴、津液亏耗者不宜使用。

**(二)现代研究**

1.化学成分

本品主要含苍术酮、苍术醇、杜松脑、苍术内酯等挥发油,白术内酯Ⅰ、白术内酯Ⅱ、双白术内酯等内酯类化合物。本品还含有果糖、菊糖、白术多糖、多种氨基酸、白术三醇及维生素 A 等多种成分。

2.药理作用

白术水煎液能促进小鼠胃排空及小肠推进功能,并能防治实验性胃溃疡。白术内酯Ⅰ具有增强唾液淀粉酶活性、促进营养物质吸收、调节胃肠道功能的作用。白术水煎液和流浸膏均有明显而持久的利尿作用。白术多糖、白术挥发油能增强细胞免疫功能。白术水煎液具有抗衰老作用。白术醇提物与石油醚提取物能抑制实验动物子宫平滑肌收缩。此外,白术有保肝、利胆、降血糖、抗菌、抗肿瘤、镇静、镇咳、祛痰等作用。

## 十五、茯苓

本品为多孔菌科真菌茯苓的干燥菌核，多寄生于松科植物赤松或马尾松等的树根上。每年7~9月采挖，挖出后除去泥沙，堆置"发汗"后，摊开晾至表面干燥，再"发汗"，反复数次至现皱纹，内部水分大部散失后，阴干，称为"茯苓个"。取之浸润后稍蒸，及时切片或块，晒干；或将鲜茯苓按不同部位切制，阴干，生用。

### (一)本草渊源

**1.药性**

甘、淡，平。归心、脾、肺、肾经。

**2.功效**

利水渗湿，健脾，宁心安神。

**3.应用**

(1)用于治疗寒热虚实各种水肿，为利水消肿之要药。水湿内停所致之水肿、小便不利者，配伍泽泻、猪苓、白术、桂枝等同用；脾肾阳虚水肿者，配伍附子、生姜等同用；水热互结所致阴虚小便不利、水肿者，可配伍滑石、阿胶、泽泻等同用。

(2)用于治疗痰饮。痰饮之目眩心悸者，多配伍桂枝、白术、甘草等同用；饮停于胃而呕吐者，常配伍半夏、生姜等同用；湿痰，常配伍半夏、陈皮、甘草等同用。

(3)用于治疗脾虚泄泻。脾虚湿盛泄泻者，常配伍山药、白术、薏苡仁等同用；脾胃虚弱之倦怠乏力、食少便溏者，常配伍人参、白术、甘草同用。

(4)用于治疗心悸、失眠。心脾两虚、气血不足所致心悸、失眠、健忘者，多配伍黄芪、当归、远志等同用；心气虚，不能藏神，惊恐而不安卧者，常配伍人参、龙齿、远志等同用。

**4.用法用量**

水煎服，10~15 g。

**5.使用注意**

虚寒精滑者不宜服用。

### (二)现代研究

**1.化学成分**

本品主要包含以下成分。①多糖：茯苓多糖是茯苓的主要成分。②三萜类成分：茯苓酸、土莫酸、齿孔酸等。③甾醇类成分：麦角甾醇等。本品还含蛋白质、脂肪、卵磷脂、腺嘌呤等。

2.药理作用

(1)利尿。茯苓的利尿作用与实验动物种属、清醒或麻醉、急性或慢性实验，以及生理状态的不同有密切关系。对健康动物和人不具有利尿作用，但可增加水肿患者尿液排出。对浮肿严重的肾炎患者及心脏病患者，茯苓利尿作用均显著。茯苓醇提取液对正常家兔有利尿作用。犬静脉注射茯苓煎剂及大鼠、家兔灌服煎剂均不出现利尿作用。茯苓的利尿作用与其对机体体液平衡的调节有关。

(2)对免疫功能的影响。茯苓多糖体(茯苓多糖、羧甲基茯苓多糖)具有增强机体免疫功能的作用。

(3)镇静。茯苓煎剂腹腔注射能明显降低小鼠的自发活动，并能对抗咖啡因所致小鼠的过度兴奋；对戊巴比妥的麻醉作用有明显协同作用。茯苓提取成分新型羧甲基茯苓多糖腹腔注射可增强硫喷妥钠对小鼠的中枢抑制作用。

(4)对胃肠功能的影响。茯苓浸剂对大鼠胃溃疡有防治作用，能抑制胃液分泌；对家兔离体肠肌有直接松弛作用，使肠肌收缩振幅减小，张力下降。

(5)保肝。羧甲基茯苓多糖可使四氯化碳所致小鼠肝损伤及其代谢障碍明显减轻，降低谷丙转氨酶水平。大鼠肝部分切除手术前、后连续腹腔给药，可明显加速肝脏再生速度，防止肝细胞坏死，使肝脏重量增加。

(6)抗肿瘤。茯苓的抗肿瘤作用机制主要是通过增强机体免疫功能，激活免疫系统；也有一定的直接细胞毒作用。

(7)对心血管系统的作用。土拨鼠、蟾蜍和食用蛙离体心脏的灌流实验表明，茯苓的水提取物、乙醇提取物、乙醚提取物均能使心肌收缩力加强，心率增快。

(3)抗炎。新型羧甲基茯苓多糖对大鼠佐剂性关节炎或继发性炎症有较强的抑制作用，同时能改善炎症大鼠的全身症状。

(4)抗病原微生物。茯苓口服有明显的抗病毒作用，茯苓煎剂体外可抑制金黄色葡萄球菌、结核分枝杆菌及变形杆菌的生长繁殖；醇提物可杀灭钩端螺旋体，但水煎液无效。

## 十六、薏苡仁

本品为禾本科草本植物薏苡的干燥成熟种仁。秋季果实成熟时采收果实，除去外壳、黄褐色种皮及杂质，收集种仁，晒干，生用或炒用。

**(一)本草渊源**

1.药性

甘、淡,凉。归脾、胃、肺经。

2.功效

利水渗湿,健脾止泻,除痹,排脓,解毒散结。

3.应用

(1)用于治疗水肿、小便不利、脚气。脾虚湿盛所致水肿腹胀、小便不利者,常配伍茯苓、白术、黄芪等同用;水肿喘急者,配伍郁李仁汁煮饭服食;脚气浮肿者,可配伍防己、木瓜、苍术等同用。

(2)用于治疗脾虚泄泻。脾虚湿盛之泄泻者,常配伍人参、茯苓、白术等同用。

(3)用于治疗湿痹拘挛。风湿久痹所致筋脉挛急、水肿者,用薏苡仁煮粥服;湿痹而筋脉挛急、疼痛者,常配伍独活、防风、苍术等同用;湿温初起或暑湿邪在气分,头痛、恶寒、胸闷身重者,可配伍苦杏仁、豆蔻、滑石等同用。

(4)用于治疗肺痈、肠痈。肺痈伴胸痛、咳吐腥臭脓痰者,常配伍冬瓜仁、桃仁等同用;肠痈腹痛,配伍附子、牡丹皮等同用。

(5)此外,本品尚可用于治疗赘疣、癌肿。

4.用法用量

水煎服,9～30 g。清利湿热宜生用,健脾止泻宜炒用。

5.使用注意

虚寒精滑者不宜服用。

**(二)现代研究**

1.化学成分

本品主要包含以下成分。①脂类成分:甘油三油酸酯、单油酸甘油酯等。②甾醇类成分。③苯并噁唑酮类成分:薏苡素等。④薏苡仁多糖等。《中国药典》规定本品含甘油三油酸酯不得少于0.50%,麸炒薏苡仁不得少于0.40%。

2.药理作用

(1)对消化系统的影响。薏苡仁乙醇提取物给予麻醉大鼠十二指肠内注射能促进胆汁分泌。薏苡仁乙醇提取物小鼠灌胃能抑制盐酸性胃溃疡形成,但对吲哚美辛-乙醇性胃溃疡形成效果不明显,同等剂量下不抑制小鼠墨汁胃肠推进运动和蓖麻油所致的小鼠腹泻。薏苡仁有增加肠道有益菌数量和清除有害菌的作用。

(2)解热、镇痛、抗炎。薏苡仁水提液腹腔注射有延长小鼠热痛反应潜伏期的作用。薏苡仁油乳剂小鼠静脉注射,可剂量依赖性地减少扭体反应次数,腹腔注射对乳腺癌疼痛模型大鼠有抗癌性疼痛的作用,薏苡素是其镇痛活性成分。薏苡仁醇提物灌胃给药对角叉菜胶所致小鼠足肿胀度有拮抗作用,但对二甲苯所致的小鼠耳肿胀和乙酸提高的腹腔毛细血管通透性仅表现出温和的抗炎作用。

(3)抗肿瘤。薏苡仁油、薏苡仁酯是薏苡仁抗肿瘤的主要活性成分。

(4)增强免疫功能。薏苡仁及其不同提取物和成分均具有提高机体免疫力的作用。

(5)降血糖。薏苡仁水溶性提取物有降血糖作用,其活性成分为多糖。薏苡仁喂食糖尿病大鼠,其血糖浓度、总胆固醇、甘油三酯、低密度脂蛋白和极低密度脂蛋白水平均显著降低。

## 十七、川牛膝

本品为苋科植物川牛膝的干燥根。秋、冬两季采挖,除去芦头、须根及泥沙,烘或晒至半干,堆放回润,再烘干或晒干。

### (一)本草渊源

1.药性

味甘、微苦,性平;归肝、肾经。

2.功效

逐瘀通经,通利关节,利尿通淋。

3.应用

主要用于治疗经闭癥瘕、胞衣不下、跌扑损伤、风湿痹痛、足痿筋挛、尿血血淋等病证。

4.用法用量

水煎服,5~10 g。

5.使用注意

孕妇慎用。

### (二)现代研究

1.化学成分

川牛膝主要活性成分为甾酮类化合物,尚有多糖等。《中国药典》采用高效液相色谱法进行测定,规定川牛膝药材含杯苋甾酮不得少于 0.030%,以控制药材质量。

**2.药理作用**

(1)抗炎、镇痛。川牛膝水煎液灌胃能明显减轻二甲苯所致小鼠耳郭肿胀;水煎液灌胃或皮下注射均能显著抑制角叉菜胶所致的小鼠足趾肿胀;水煎液灌胃能显著抑制大鼠蛋清性足趾肿胀,减少小鼠醋酸扭体次数。

(2)对血液流变学的影响。川牛膝水煎液灌胃能显著降低血瘀大鼠的血浆黏度,增强红细胞变形能力,改善由肾上腺素引起的小鼠肠系膜微循环障碍。

(3)增强免疫功能。川牛膝多糖灌胃能增强小鼠网状内皮系统吞噬功能及溶血空斑形成细胞反应能力,降低免疫复合物花环率,提高自然杀伤细胞杀伤活性。

(4)抗肿瘤。川牛膝多糖灌胃能抑制小鼠腹水癌细胞及小鼠肝癌细胞的增长,对环磷酰胺所致正常或荷瘤小鼠白细胞计数减少有显著回升作用。

(5)抗病毒。川牛膝多糖硫酸酯体外能强烈抑制Ⅱ型单纯疱疹病毒引起的细胞病变。

(6)抗生育。小鼠灌胃川牛膝的苯提取物、醋酸乙酯提取物和乙醇提取物均产生抗生育、抗着床作用,其中苯提取物的作用最强。

## 十八、王不留行

本品为石竹科植物麦蓝菜的干燥成熟种子。夏季果实成熟、果皮尚未开裂时采割植株,晒干,打下种子,除去杂质,再晒干,生用或炒用。

### (一)本草渊源

**1.药性**

苦,平。归肝、胃经。

**2.功效**

活血通经,下乳消肿,利尿通淋。

**3.应用**

(1)用于治疗血瘀经闭、痛经、难产。瘀滞经行不畅、经闭、痛经,常配伍当归、川芎、香附等同用;妇人难产或胎死腹中,常配伍五灵脂、刘寄奴等同用。

(2)用于治疗产后乳汁不下、乳痈肿痛。产后气血亏虚、乳汁稀少,常配伍黄芪、当归、党参等同用;乳痈肿痛,常配伍蒲公英、夏枯草、瓜蒌等同用。

(3)用于治疗淋证涩痛。热淋、血淋、石淋等各种淋证,常配伍滑石、石韦、瞿麦等同用。

4.用法用量

水煎服,5～10 g。

5.使用注意

孕妇慎用;失血或崩漏患者不宜使用。

**(二)现代研究**

1.化学成分

本品主要含三萜皂苷、王不留行黄酮苷、王不留行环肽、单糖等。《中国药典》规定本品含王不留行黄酮苷不得少于0.40％,炒王不留行不得少于0.15％。

2.药理作用

王不留行水煎剂能收缩血管平滑肌,对小鼠有抗着床、抗早孕作用,对子宫有兴奋作用,并能促进乳汁分泌。王不留行的水提液和乙醚萃取液具有抗肿瘤作用。

# 十九、三七

本品为五加科多年生草本植物三七的干燥根和根茎。夏末秋初开花前或冬季种子成熟后采挖,去泥土,洗净,切片,晒干,生用,或捣碎,或研细粉用。

**(一)本草渊源**

1.药性

甘、微苦,温。归肝、胃经。

2.功效

散瘀止血,消肿止痛。

3.应用

(1)用于治疗咯血、吐血、衄血、便血、尿血、崩漏、外伤出血等人体内外各种出血证。本品止血作用广泛,药效卓著,止血不留瘀,化瘀不伤正,止血又定痛,几乎无毒副作用,故有"止血神药"之说。对人体内外各种出血,无论寒热,有无瘀滞均可应用,尤以属实夹瘀者为宜。单味药内服、外用或配伍皆可。吐血、衄血、崩漏,单用本品,米汤调服;咯血、吐血、衄血、尿血及便血,配伍花蕊石、血余炭等止血药合用;外伤出血,单用研末外掺伤口,或配血竭等同用。

(2)用于治疗各种瘀滞疼痛与跌打伤痛,为治瘀血诸证之佳品,尤为伤科要药。凡跌打损伤,或筋骨折伤,瘀血肿痛,本品皆为首选药物。跌损伴瘀血诸痛,常单独应用,以三七为末,黄酒或白开水送服,或配伍活血理气等药同用;皮破者,可用三七粉外敷;血滞胸腹刺痛,常配伍延胡索、川芎、郁金等同用;痈疽破烂,配伍乳香、没药、儿茶等同用。

(3)本品尚有补虚强壮之功,用治虚损劳伤,常与猪肉炖服。其他方面如冠心病心绞痛、疮痈肿痛、慢性肝炎、气血亏虚等亦可辨证选用。

**4.用法用量**

水煎服,3~9 g;研粉吞服,每次 1~3 g;亦入丸散;外用适量,研末外掺或调敷患处。

**5.使用注意**

孕妇慎用;阴虚血热之出血不宜单独使用。

**(二)现代研究**

**1.化学成分**

本品主要含四环三萜类成分:人参皂苷 $Rb_1$、人参皂苷 Rd、人参皂苷 Re、人参皂苷 $Rg_1$、人参皂苷 $Rg_2$、人参皂苷 $Rh_1$、三七皂苷 $R_1$、三七皂苷 $R_2$、三七皂苷 $R_4$ 等。《中国药典》规定本品含人参皂苷 $Rg_1$、人参皂苷 $Rb_1$ 及三七皂苷 $R_1$ 的总量不得少于 5.0%。

**2.药理作用**

(1)止血。三七具有较强的止血作用,能够影响凝血过程的多个环节,从而促凝血。不同给药途径、不同制剂、不同实验动物均显示三七有明显的止血效果。三七注射液腹腔注射小鼠或三七溶液灌胃小鼠,均使凝血时间和出血时间缩短。止血的作用机制与收缩局部血管,增加血小板计数,增强血小板功能,增加血液中凝血酶含量有关。

(2)促进造血。三七能促进骨髓多能造血干细胞增殖、分化,提高血液中粒细胞、红细胞、白细胞的数量和功能。三七及其皂苷能明显改善动物各种血液损伤模型的病理状况。三七注射液能促进急性失血大鼠红细胞、网织红细胞的恢复,提高血红蛋白的含量。

(3)抗血栓。三七具有"止血不留瘀"的特点,其活血散瘀功效与抗血栓形成有密切关系。三七抗血栓的活性成分主要是三七皂苷。三七抗血栓作用环节包括抗血小板聚集、抗凝血酶及促进纤维蛋白溶解等。

(4)对心脑血管系统的影响。血瘀证的产生和发展与循环系统的功能障碍密不可分。三七及其活性成分调节心血管系统功能是其产生活血散瘀功效的药理学基础。①抗心肌梗死、心肌缺血:三七及其有效成分对多种实验性心肌缺血模型有保护作用。②抗心律失常：三七及其有效成分对多种实验性心律失常模型有明显保护作用。③扩血管、降血压。④抗动脉粥样硬化。⑤抗脑缺血、脑梗死损伤。

(5)调节代谢。三七对糖代谢有双向调节作用。

(6)抗炎。三七及其总皂苷对多种急、慢性炎症模型都有明显抑制作用。

(7)本品还具有镇痛、改善学习记忆、抗疲劳、抗衰老、抗肿瘤、调节血脂等作用。

## 二十、水蛭

本品为水蛭科动物蚂蟥、水蛭或柳叶蚂蟥的干燥全体。夏秋季捕捉,用沸水烫死,切段,晒干或低温干燥,生用,或用滑石粉烫后用。

**(一)本草渊源**

1.药性

咸、苦,平;有小毒。归肝经。

2.功效

破血通经,逐瘀消癥。

3.应用

(1)用于治疗血滞经闭、癥瘕积聚痞块等瘀滞重证。血滞经闭、癥瘕痞块,常配伍桃仁、三棱、莪术、当归等同用;兼有体虚者,可配伍人参、当归等补益气血药同用。

(2)用于治疗中风偏瘫、跌打损伤、瘀血停滞之心腹疼痛。跌打损伤,配伍苏木、自然铜等同用;瘀血内阻所致心腹疼痛、大便不通,常配伍大黄、牵牛子、虎杖等同用;中风偏瘫,可配伍地龙、当归、红花等同用。

(3)现临床亦用于真性红细胞增多症、冠心病心绞痛等的辨证治疗。

4.用法用量

水煎服,1～3 g;研末服,0.3～0.5 g。以入丸散或研末服为宜,或用活水蛭放于瘀肿部位吸血消肿。

5.使用注意

月经过多者、孕妇忌用。

**(二)现代研究**

1.化学成分

本品主要包含以下成分。①氨基酸:谷氨酸、天冬氨酸、亮氨酸、赖氨酸、缬氨酸等。②溶血甘油磷脂类成分。③蛋白质、肝素、抗凝血酶、水蛭素等。《中国药典》规定每 1 g 含抗凝血酶活性水蛭应不低于 16.0 U;蚂蟥、柳叶蚂蟥应不低于 3.0 U。

**2.药理作用**

(1)抗凝血、抗血栓。水蛭提取物可明显延长小鼠出血、凝血时间及家兔离体血浆复钙时间,提示水蛭提取物能抑制内源性凝血系统,具有抗凝血作用。水蛭兔加热提取物对高凝模型动物具有抗凝血、抗血小板聚集作用,能延长高凝模型小鼠的出血时间、凝血时间,高凝模型大鼠的凝血酶原时间、活化部分凝血活酶时间,抑制凝血因子 II 的活性,降低血小板聚集率。水蛭胃蛋白酶酶解物可明显延长大鼠活化部分凝血活酶时间,并具有较强的纤溶作用。水蛭超细微粉抗凝血、抗血栓作用强于传统水煎液。水蛭抗凝活性成分是水蛭素,它与凝血酶结合成一种非共价复合物,使凝血酶的活性丧失,从而抑制凝血过程及凝血酶诱导的血小板聚集,达到抗凝血及抗血栓形成的目的。水蛭素是迄今为止世界上发现的活性最强的天然凝血酶抑制剂。

(2)抗肿瘤。水蛭可通过诱导肿瘤细胞凋亡,提高荷瘤小鼠的细胞免疫功能,抑制荷瘤小鼠肿瘤的生长,并能显著延长荷瘤小鼠的存活时间。

(3)保护视网膜。水蛭能够改善早期糖尿病视网膜病变的特征,如高凝、高黏、微血管瘤等。

(4)抗心脑缺血。水蛭提取液对大鼠脑出血后脑内血肿的吸收有促进作用,能加快脑出血后的病理组织修复,促进病灶周围血管内皮细胞、毛细血管和胶质细胞增生,且不引起出血并发症。水蛭可降低冠状动脉支架术后患者主要不良心血管事件,其机制可能与改善血管内皮功能相关。水蛭微粉、水蛭多肽对大鼠脑缺血-再灌注损伤具有明显的保护作用,其保护机制与其对血-脑屏障损伤的改善有关。

(5)兴奋子宫。水蛭对离体家兔子宫有很强的兴奋作用,可显著提高子宫张力,增加收缩频率,但不影响收缩幅度。

## 二十一、地龙

本品为钜蚓科动物参环毛蚓、通俗环毛蚓、威廉环毛蚓或栉盲环毛蚓的干燥体。前一种称广地龙,后三种称沪地龙。广地龙春季至秋季捕捉,沪地龙夏季捕捉,及时剖开腹部,去内脏及泥沙,切段,晒干或低温干燥,生用。

### (一)本草渊源

**1.药性**

咸,寒。归肝、脾、膀胱经。

**2.功效**

清热定惊,通经活络,平喘,利尿。

**3.应用**

(1)用于治疗高热神昏、惊痫抽搐、癫狂。温热病热极生风所致神昏谵语、痉挛抽搐者,可单用本品,或配伍钩藤、牛黄、全蝎等同用;小儿急、慢惊风所致高热、惊厥抽搐,可将本品研烂,配伍朱砂作丸服用;狂躁癫痫,可单用本品鲜品,加食盐搅拌化水后服用。

(2)用于治疗关节痹痛、肢体麻木、半身不遂。关节红肿热痛、屈伸不利之热痹,常配伍防己、秦艽、桑枝、忍冬藤等同用;风寒湿痹所致肢体关节麻木、疼痛尤甚、屈伸不利等病证,配伍川乌、草乌、乳香、天南星等同用;中风气虚血滞、经络不利、半身不遂、口眼㖞斜等病证,常配伍黄芪、当归、川芎等同用。

(3)用于治疗肺热喘咳。邪热壅肺、肺失宣降之喘息不止、喉中哮鸣有声者,可单味研末内服,或配伍苦杏仁、麻黄、黄芩、葶苈子等同用,亦可用鲜品水煎去渣后,加冰糖熬膏冲服。

(4)用于治疗水肿尿少、尿闭不通。湿热水肿,常配伍泽泻、木通、芦根等同用;热结膀胱所致小便不利甚则尿闭不通,可单用本品,或配伍车前子、滑石、萹蓄等同用。

(5)此外,本品尚可用于治疗肝阳上亢型高血压病。

**4.用法用量**

水煎服,5～10 g;鲜品 10～20 g;研末吞服,每次 1～2 g;外用适量。

**5.使用注意**

脾胃虚寒无湿热者及孕妇不宜使用。

### (二)现代研究

**1.化学成分**

本品主要含黄曲霉毒素 $B_1$、黄曲霉毒素 $B_2$、黄曲霉毒素 $G_1$、黄曲霉毒素 $G_2$、6-羟基嘌呤、黄嘌呤、腺嘌呤、鸟嘌呤、胆碱及多种氨基酸和微量元素;还含有花生四烯酸、琥珀酸等有机酸。

**2.药理作用**

(1)镇静、抗惊厥。地龙的热浸液、乙醇提取液、乙酸乙酯提取物、氯仿提取物均可降低小鼠自主活动,增加阈下剂量戊巴比妥钠引起的小鼠入睡率,延长阈上剂量戊巴比妥钠致小鼠睡眠时间,并对戊四氮所致小鼠惊厥有保护作用。地龙抗惊厥作用可能与所含具有中枢抑制作用的琥珀酸相关。

(2)解热、镇痛。地龙对大肠埃希菌、内毒素及化学刺激引起的发热家兔、大鼠均有解热作用。解热作用主要通过调节体温中枢,使散热增加。地龙粉针剂有镇痛作用,但镇痛机制尚不清楚。

(3)抗血栓。地龙提取液可使血液黏度和血小板聚集性降低,红细胞变形能力增强、刚性指数降低。地龙冻干粉针能降低血浆黏度、全血黏度,抑制红细胞集聚,增强红细胞变形能力,有效抑制血栓生成。地龙中含有纤溶酶样物质,具有促进纤溶作用,能直接溶解纤维蛋白及血块。此外,地龙还具有激活纤溶酶原的作用。

(4)降血压。地龙乙醇浸液、水浸液或地龙的多种制剂均具有降压作用。对正常的家兔和大鼠有缓慢而持久的降压作用,对肾性高血压或原发性高血压也有降压作用。

(5)平喘。地龙醇提取液可增加大鼠和家兔气管肺灌流量,并能对抗组胺和毛果芸香碱引起的支气管收缩,提高豚鼠对组胺反应的耐受力。其作用机制是通过阻断组胺受体,抑制平滑肌肌动蛋白的表达,进而抑制气管重建。平喘的主要物质基础是琥珀酸、黄嘌呤和次黄嘌呤。不同炮制方法对地龙的平喘作用有一定影响。

## 二十二、芡实

本品为睡莲科植物芡的干燥成熟种仁。秋末冬初采收成熟果实,除去果皮,取出种子,洗净,再除去硬壳(外种皮),晒干。本品以颗粒饱满、质坚实、断面白色、粉性足、无碎末及皮壳者为佳。捣碎生用或炒用。

### (一)本草渊源

1.药性
甘、涩,平。归脾、肾经。

2.功效
益肾固精,补脾止泻,除湿止带。

3.应用
(1)脾虚泄泻:芡实善能健脾除湿,涩肠止泻,常用于脾气虚弱,湿盛下注,久泻不愈之症,多与白术、茯苓、莲子等同用;或与白扁豆、山药、莲子等同用。

(2)肾虚遗精、白浊、小便不禁:本品甘涩收敛,入足少阴肾经,善能益肾固精。常用于肾气不固之腰膝酸软,遗精滑精者,每与金樱子相须为用,如《仁存堂经验方》之水陆二仙丹;亦可与沙苑子、龙骨、莲须等同用,以增强固肾涩精之功,如《医方集解》之金锁固精丸。可治肾气不足之白浊者,常与茯苓同用,如《摘元方》之分清丸;或与沙苑子、桑螵蛸、萆薢等配伍同用。取本品甘补而涩,固肾而摄之功,亦用于肾元不固之小便不禁或小儿遗尿之症,常与菟丝子、益智仁、桑螵蛸等温肾缩尿之品配伍同用。

(3)带下证:芡实甘淡敛涩,能益肾健脾,收敛固涩,除湿止带,为治带下证常用之品。治脾虚湿热带下色黄,质稠腥臭者,常与清热利湿之黄柏、车前子等同用,如《傅青主女科》之易黄汤;若治脾肾两虚,下元虚冷,带脉失约,任脉不固而带下清稀如注者,常与山茱萸、菟丝子、金樱子等补肾固涩之品同用,如《毓麟验方》之萃仙丸。

**4.用法用量**

水煎服,10~15 g。

**5.使用注意**

本品性涩敛,大、小便不利者不宜用。

**(二)现代研究**

**1.化学成分**

芡实中含 3 个葡萄糖固醇苷类化合物,含元素 18 种。种仁含多量淀粉,每 100 g 中含蛋白质 4.4 g、脂肪 0.2 g、糖类 32 g、粗纤维 0.4 g、灰分 0.5 g、钙 9 mg、铁 0.4 mg、B 族维生素 10.4 mg、维生素 C(丙种维生素)6 mg 及微量胡萝卜素。其种子蛋白质含有 16 种氨基酸,如色氨酸、半胱氨酸、胱氨酸和羟基-辅氨酸等。其种子淀粉可分为直链淀粉和支链淀粉两种,直链淀粉占 25%,链长 22 个葡萄糖单位,支链淀粉链长 380 个葡萄糖单位。

**2.药理作用**

(1)抗氧化活性作用:用 70% 甲醇 80 ℃条件下 3 小时得到的芡实总提物对我国仓鼠肺成纤维细胞起明显的抗氧化活性作用,并有随剂量增长的趋势,证实了芡实的抗氧化作用并认为芡实的高自由基清除活性与 1,1-二苯基苦基苯肼有关。芡实可减轻缺血再灌注心脏的损伤。用烘箱法等测定 30 种中药提取物的抗氧化活性,其中芡实提取物具有明显的抗氧化活性。

(2)降血糖作用:在同样使用降糖药物的情况下,发现每天服用 30 g 胡芦巴粉并以芡实、薏苡仁、山药粥作为早晚主餐的研究组比采用常规主食但控制主食量的普通对照组相比,降糖效果更显著。

（3）对中风后遗症的康复影响作用：芡实在中风后遗症康复治疗中具有重要的作用，并认为芡实在中风后遗症康复治疗中的作用机制可能与芡实中某种物质能促进神经干细胞的增殖、分化、迁移有关。

（4）保护肾功能作用：慢性肾功能不全患者治疗组在对照组的基础上结合中药芡实合剂治疗，治疗组 γ-微量蛋白、肌酐、总胆固醇、血红蛋白、高密度脂蛋白水平与对照组相比有显著性差异。

（5）其他作用：具有滋养、滋润及收敛作用。

## 二十三、防己

本品为防己科植物粉防己的干燥根。秋季采挖，洗净，除去粗皮，晒至半干，切段，个大者再纵切，干燥。均以条匀、质坚实、粉性足者为佳；根壮、粉少、多筋者质次。

### （一）本草渊源

**1.药性**

苦，寒。归膀胱、肺经。

**2.功效**

祛风止痛，利水消肿。

**3.应用**

（1）风湿痹痛：本品长于祛风除湿通络，故痹痛湿邪偏盛，肢体酸重，关节肿痛，活动不利者，每选为要药，可随证配伍，因其性寒，而尤宜于湿热痹痛。如痹痛属湿热偏胜者，常配滑石、薏苡仁、蚕砂、杏仁、连翘、山栀、半夏等，清热利湿，宣通经络，方如《温病条辨》宣痹汤。痹痛属寒湿偏胜者，配乌头、桂心、白术、生姜等以散寒除湿止痛，如《备急千金要方》防己汤。

（2）水肿，小便不利：本品苦寒降泄，善走下行，能清湿热，宣壅滞，通经脉，利小便，尤以泄下焦膀胱湿热见长。利水消肿适用于水肿、有汗、恶风、脉浮等风水证者，选用黄芪、白术、甘草等配伍，即《金匮要略方论》防己黄芪汤。若有四肢皮肤肿盛而不恶风者，可与黄芪、茯苓、桂枝为伍，即防己茯苓汤。若水肿腹满或伴喘咳，二便不利，形证俱实者，可配椒目、葶苈子、大黄以通便逐水，方如己椒苈黄丸。

（3）湿脚气，腿脚肿重：本品能祛风利湿止痛，用治脚气足胫肿痛、重着、麻木者，本品配吴茱萸、槟榔、木瓜等同用；治脚气肿痛方则用本品配伍木瓜、桂枝、牛膝、枳壳等药。

4.用法用量

水煎服,5～10 g。

5.使用注意

本品因苦寒之性较强,易伤正气,胃弱阴虚及内无湿邪者慎用。《药性论》言其"有小毒"。近代发现服用剂量过大(30～100 g)时,可发生中毒,出现呕吐、震颤、共济失调、肌张力增加、四肢麻痹,可因呼吸抑制而惊厥死亡。动物试验亦证明,大剂量服用汉防己甲素对肝、肾和肾上腺等脏器有明显毒性和不良反应,提示临床用药时应予注意。

**(二)现代研究**

1.化学成分

汉防己含多种生物碱,已分离出的有汉防己甲素、汉防己乙素、汉防己丙素、汉己素、汉防己 $B_6$,以及黄酮苷、酚类、有机酸、挥发油等。

2.药理作用

(1)镇痛作用:观察川乌、防己配伍前后对家兔、小鼠痛阈的影响。结果在 3 小时之内各给药组均显示有明显的镇痛作用,川乌、防己配伍组和川乌组作用较强;3 小时后,川乌、防己配伍组镇痛作用继续增强,并持续较高水平。

(2)利尿作用:采用大鼠代谢笼法,观察广防己和粉防己对正常大鼠尿量和尿液电解质的影响以及与肾功能相关指标的变化,比较二者利尿效应及产生肾毒性情况。结果广防己、粉防己各组在给药第 3、第 5 天,广防己高、中剂量组在 0～2 小时时间段及 24 小时总尿量显著增加;广防己、粉防己各剂量组大鼠尿液中 $Na^+$、$K^+$、$Cl^-$ 浓度及尿渗量与对照组比较未出现明显差异;广防己各剂量组尿素氮均显著升高,中、低剂量组尿液肌酐升高,高剂量、中剂量组均能增加尿液中 $\beta_2$-微球蛋白的表达。

(3)抗癌作用:将人鼻咽癌细胞株分为不同浓度汉防己甲素处理组,并设立对照组。采用四甲基偶氮唑蓝法观察汉防己甲素对人鼻咽癌细胞株体外生长的抑制作用;采用透射电镜、琼脂糖凝胶电泳技术、流式细胞术观察汉防己甲素对人鼻咽癌细胞株凋亡的影响;采用逆转录-聚合酶链反应技术观察汉防己甲素对人鼻咽癌细胞株凋亡相关基因 mRNA 表达的影响。汉防己甲素可抑制癌细胞生长,促进癌细胞凋亡。

(4)抗肝纤维化作用:四氯化碳造成肝纤维化 Wistar 大鼠模型,模型组外观肝脏缩小、黯红色,无光泽,质地较硬,表面有小结节状不光滑表面;光镜观察肝内纤维间隔增宽,正常肝小叶结构消失,假小叶开始形成,炎性细胞浸润,肝星状细胞增生减少,基质以Ⅰ型胶原为主。而复方汉防己冲剂组整个试验过程肝脏外观及病理检查均无异常变化。

# 第二节 常 用 方 剂

## 一、参芪地黄汤

### (一)组成

方用黄芪、人参、山茱萸、熟地黄、山药、茯苓、牡丹皮。

### (二)功用

益气健脾,补肾阴。

### (三)主治

脾肾不足,气阴亏虚证。

### (四)方解

参芪地黄汤是从六味地黄丸去泽泻加用人参、黄芪而成,滋补肾精同时大补元气以培本固元,有助于化生气血而无伤阴之弊。方中"三补"即熟地黄、山药和山茱萸,着重补养肾、脾、肝三脏,兼顾涩精益髓之功。配伍牡丹皮清泄相火,制约山茱萸之温涩。茯苓淡渗脾湿,以助山药之健运。方中诸药共奏益气养阴,补益脾肾之效,补中有泄、泄中寓补、补而不滞、动静结合,达气阴双补之功,适合守方缓图。

### (五)运用

临床应用参芪地黄汤治疗肾脏疾病,多结合气虚和阴虚比例灵活应用党参或太子参以代人参。生姜、大枣为使药,随证取舍,灵活加减。该方经加减化裁后,临床常用于慢性肾衰竭、糖尿病肾病、IgA肾病等以气阴两虚为主症的慢性肾脏病。

## 二、知柏地黄汤

### (一)组成

知柏地黄汤由熟地黄、山茱萸、山药、泽泻、牡丹皮、茯苓、黄柏、知母八味药组成。

（二）功用

滋阴降火。

（三）主治

肝肾阴虚，虚火上炎证。症见头目昏眩、耳鸣耳聋、虚火牙痛、五心烦热、腰膝酸痛、血淋尿痛、遗精梦泄、骨蒸潮热、盗汗颧红、咽干口燥、舌质红、脉细数。

（四）方解

方中熟地黄滋阴补肾，填精益髓；山茱萸补养肝肾而涩精，取"肝肾同源"之意；山药补益脾阴而固精。三药相配，肝、脾、肾三阴并补，是为"三补"。泽泻利湿而泄肾浊，并能减熟地黄之滋腻；茯苓淡渗脾湿，并助山药之健运，与泽泻共泄肾浊，助真阴得复其位；牡丹皮清泄虚热，并制山茱萸之温涩。三药为泻，泻湿浊，平其偏性以治标。六味合用，三补三泻，其中补药用量重于泻药，是以补为主；肝、脾、肾三阴并补，以补肾阴为主。知母性寒，味苦甘，入肺、胃、肾经，可清热泻火、生津润燥，《神农本草经》称其"主消渴热中，除邪气，肢体浮肿，下水，补不足，益气。"现代药理研究则表明知母含有的知母皂苷、知母多糖有抗菌作用，还可抗辐射、降血糖。黄柏性寒，味苦，入肾、膀胱、大肠经，有清热燥湿之功，《本草从新》称其"性寒润降，去火最速"，专泻肾与膀胱之火，又有除骨蒸清虚热之功，现代药理研究其含有小檗碱、掌叶防己碱、黄柏碱、药根碱、黄柏酮等，有抗菌消炎、抗血小板聚集等作用。

（五）运用

知柏地黄汤出自《医宗金鉴》，源于《金匮要略》肾气丸，后在钱乙之六味地黄丸的基础上加知母、黄柏，此方在补肾阴基础上，既能泻上焦之火又能清利下焦之热。现代医家在临床中将其运用于泌尿系统、内分泌系统、妇科、男科、儿科、皮肤科、五官科疾病，其在性病、阿尔茨海默病、腰椎间盘突出症等病的治疗中取得了显著疗效。

### 三、五子衍宗丸

（一）组成

枸杞子、菟丝子、五味子、覆盆子、车前子。

（二）功用

温补肾阳，有添精、补髓、益肾的功效。

### （三）主治

五子衍宗丸用于肾虚滑脱，精关不固所致的阳痿不举、遗精早泄、腰痛腿软、头晕目眩、精神萎靡、小便频数、尿后余沥、不育不孕；性功能障碍、性神经衰弱、精子缺乏、不孕不育、腰肌劳损见上述证候者。

### （四）方解

方中君药为菟丝子和枸杞子，菟丝子为补脾、肾、肝三经要药，枸杞子为补益肝肾真阴不足之要药，二者益阴扶阳，共同补肾益精。臣药为五味子和覆盆子，五味子酸敛固涩，覆盆子益肾固精，酸甘相合共同固肾涩精。佐使药为车前子，补肾同时利尿泻热。五药相合，补肾之功更佳。五子衍宗丸中的部分化合物，如槲皮素和山柰酚具有抗炎作用，还可通过调控凋亡蛋白和基因的表达，抑制细胞凋亡，扭转疾病进程。

### （五）运用

现代医学研究发现，五子衍宗丸有保护睾丸生精功能，调节下丘脑-垂体-性腺轴功能，抗衰老、降血糖、抗氧化、增强免疫等多种功能，可用于治疗男性不育症、阳痿、早泄、遗精、肾虚腰痛、尿后余沥等，对女性尿失禁、女性不孕症、女性更年期综合征、糖尿病肾病、肾病综合征等也有较好疗效。用五子衍宗丸补肾填精基础上根据辨证加用化瘀通络、疏肝解郁、清热利湿、健脾化痰等方药，临床疗效较好。

## 四、水陆二仙丹

### （一）组成

金樱子、芡实。此方出自《洪氏集验方》，书中原文："取鸡头去外皮，取实连壳杂捣，令碎，晒干为末。复取糖樱子，去外刺并其中子，洗净捣碎，入甑中蒸令熟。却用所蒸汤淋三两过，取所淋糖樱汁入银铫，慢火熬成稀膏，用以和鸡头末，丸如梧桐子大。每服盐汤下五十圆。久服固真元，悦泽颜色。括苍吴寅仲，久服有奇功。（此药稍闭，当以车前子末解之。）"

### （二）功用

补肾涩精。

### （三）主治

男子遗精白浊，小便频数，女子带下，纯属肾虚不摄者。

## （四）方解

"水陆"指两药生长环境，芡实生长在水中，而金樱子则长于山上，一在水而一在陆。"仙"谓本方之功效神奇。方中芡实甘涩，能固肾涩精；金樱子酸涩，能固精缩尿。两药配伍，能使肾气得补，精关自固，从而遗精、遗尿、带下蠲除。虽然本方药仅二味，但配伍合法有制，用之于临床，其疗效一如仙方，故称之为"水陆二仙丹"。

## （五）运用

现代医学研究发现，芡实提取物有极强的抗氧化性，金樱子提取物可抑制膀胱平滑肌痉挛性收缩，水陆二仙丹可明显改善肾功能，可用于治疗性神经衰弱、前列腺炎、内分泌失调等病的临床表现符合肾虚滑泄证者。

## 五、四君子汤

### （一）组成

人参、白术、茯苓、炙甘草。

### （二）功用

本方可起益气健脾之效。

### （三）主治

脾胃气虚证。症见面色萎白、语声低微、气短乏力、食少便溏、舌淡苔白、脉虚缓。

### （四）方解

方中人参甘温，能大补脾胃之气，故为君药。臣以白术健脾燥湿，与人参相须，益气补脾之力更强。脾喜燥恶湿，喜运恶滞，故又以茯苓健脾渗湿，合白术互增健脾祛湿之功，为佐助。炙甘草益气和中，既可加强人参、白术益气补中之功，又能调和诸药，故为佐使。四药相伍，重在健补脾胃之气，兼司运化之职，温而不燥，补中兼渗，为平补脾胃之良方。

### （五）运用

本方为补气之基础方，据脾为后天之本，气血生化之源，大凡肺脾气虚证，以及气血不足之证，均可以此方随症加减。原方在运用时有汤、散两种剂型，原书所载本方的用法"入盐少许，白汤点亦得"是指散剂的服法。

现代医学研究发现，四君子汤主要化学成分是皂苷、黄酮类、多糖类及其他成分,具有调节胃肠功能、提高机体免疫力、抗肿瘤、抗疲劳及抗衰老等药理作用。

## 六、香砂六君子

### (一)组成

人参、白术、茯苓、甘草、陈皮、半夏、砂仁、木香。

### (二)功用

益气化痰,行气温中。

### (三)主治

本方由四君子汤加味而成,属治疗脾胃气虚之剂,适用于脾胃气虚,痰阻气滞证。症见呕吐痞闷、不思饮食、脘腹胀痛、消瘦倦怠或气虚肿满等。

### (四)方解

组方中木香疏肝理气、健脾和胃、行气止痛;砂仁化湿开胃、温脾止泻;半夏、陈皮燥湿化痰、理气健脾;茯苓、白术健脾宁心、利水渗湿;人参健脾益气、养血生津、补中益气;甘草调和诸药。

### (五)运用

现代医学研究发现,香砂六君子汤在治疗慢性胃炎、溃疡性结肠炎、糖尿病性胃轻瘫、功能性消化不良等胃肠道疾病方面取得了满意的效果,可广泛应用于胃肠道相关疾病的治疗。同时,香砂六君子汤在治疗化学治疗后恶心呕吐、改善癌症患者生活质量、治疗肝硬化腹水等方面也取得了一定疗效。在临床运用中,原方使用的较少,多是根据患者具体证型而对药物、剂量、剂型辨证改变。

## 七、升阳益胃汤

### (一)组成

黄芪、半夏、人参、炙甘草、独活、防风、白芍、羌活、陈皮、茯苓、柴胡、泽泻、白术、黄连。

### (二)功用

益气升阳,清热除湿。

### (三)主治

脾胃气虚,湿热内停证。症见怠惰嗜卧、四肢不收、肢体重痛、口苦舌干、饮食无味、食不消化、大便不调、小便赤涩。

### (四)方解

方中黄芪为君药,取其益气升阳、固表之功;人参、炙甘草、半夏为臣,人参补中益气,甘草和中益气,二者与黄芪为伍,三者合用,可以补一身内外之气,半夏和胃降逆,与人参、黄芪配伍,升中有降,降中有升,升脾阳,和胃气,使清升浊降,脾胃安和,脾肺同补,脾升肺降,气机调畅;佐以白芍、羌活、独活祛风除湿,且可助人参、黄芪升发脾胃清阳;白术、茯苓、泽泻健脾利水渗湿,陈皮理气,既助半夏和胃、又使气化则湿行;少佐黄连之清热燥湿,以除湿郁所化之热。全方共奏补脾益肺,和胃化湿,疏肝解郁,祛风除湿,兼祛湿热之功。

### (五)运用

升阳益胃汤主要用于治疗脾胃虚弱、湿阻中焦、清阳不升、浊阴不降、内化郁热所引起的诸多疾病。现在临床上升阳益胃汤被广泛应用于各科,凡符合脾胃不和、寒热互结、气机升降失调等病机的疾病皆可使用本方,所治疾病涵盖了消化系统疾病、呼吸系统疾病、泌尿系统疾病、脑病、皮肤病等,疗效显著。

## 八、五苓散

### (一)组成

猪苓、泽泻、白术、茯苓、桂枝。

### (二)功用

利水渗湿,温阳化气。

### (三)主治

1.蓄水证

小便不利,头痛微热,烦渴欲饮,甚则水入即吐,舌苔白,脉浮。

2.痰饮

脐下动悸,吐涎沫而头眩,或短气而咳者。

3.水湿内停证

水肿,泄泻,小便不利等。

### (四)方解

方中重用泽泻为君,利水渗湿。臣以茯苓、猪苓助君药利水渗湿。佐以白术补气健脾以运化水湿,合茯苓既可彰健脾制水之效,又可奏输津四布之功。《素问·灵兰秘典论》谓："膀胱者，州都之官，津液藏焉，气化则能出矣。"膀胱之气化有赖于阳气之蒸腾，故又佐以桂枝温阳化气以助利水，且可辛温发散以祛表邪，一药而表里兼治。诸药相伍，表里通治，重在渗湿治里、标本兼顾、利水治标，共奏淡渗利湿、健脾助运、温阳化气、解表散邪之功。由于方中桂枝并非专为解表而设，故"蓄水证"得之，有利水而解表之功；痰饮病得之，有温阳平冲降逆之功；水湿内盛而无表证者得之，则可收化气利水之效。

**（五）运用**

本方为利水化气之代表方，所治诸证以小便不利、舌苔白、脉浮或缓为证治要点，若水肿兼有表证者，可与越婢汤合用；水湿壅盛者，可与五皮散合用；泄泻偏于热者，须去桂枝，可加车前子、木通以利水清热。五苓散常用于治疗急性肾小球肾炎、慢性肾小球肾炎、水肿、肝硬化腹水、心源性水肿、急性肠炎、尿潴留、脑积水等属水湿内停者。

### 九、猪苓汤

**（一）组成**

猪苓、茯苓、泽泻、阿胶、滑石。

**（二）功用**

利水渗湿，养阴清热。

**（三）主治**

水热互结伤阴证。症见发热、口渴欲饮、小便不利、心烦不寐、咳嗽、呕恶、下利、舌红苔白或微黄、脉细数。亦治热淋、血淋等。

**（四）方解**

方中猪苓归肾与膀胱经，专以淡渗利水，乃方中诸利水药中"性之最利者"，为君药。泽泻、茯苓助君药利水渗湿，且泽泻兼可泄热，茯苓兼可健脾，同为臣药。滑石清热利水，阿胶滋阴止血，既益已伤之阴，又防诸药渗利重伤阴血，并止淋证出血，俱为佐药。诸药配伍，甘寒淡渗，寓养血于清利之中，利水而不伤阴，利水渗湿，兼养阴清热，水湿去，邪热清，阴津复，则诸症可痊。

**（五）运用**

本方为治疗水热互结而兼阴虚证候之常用方，以小便不利、口渴、身热、舌红、脉细数为辨证要点。本方可用于热淋、血淋、尿血之属于水热互结而兼阴虚者。用治热淋,可加栀子、车前子以清热利水通淋;用治血淋、尿血,可加白茅根、大蓟、小蓟以凉血止血。猪苓散常用于治疗尿路感染、肾小球肾炎、产后尿潴留等属于水热互结兼阴虚病证。

## 十、胃苓汤

### (一)组成

苍术、厚朴、陈皮、甘草、桂枝、白术、茯苓、猪苓、泽泻。

### (二)功用

燥湿运脾,化气行水。

### (三)主治

症见寒湿困脾、肾失气化、水液失调、脘痞腹胀、食少便溏、肢体重痛、水泻、水肿、舌淡苔白、脉濡者。

### (四)方解

寒湿困脾,肾失气化,以致水液失调,当燥湿运脾与化气行水并举,促使脾肾功能恢复,水液运行无阻,诸证可以向愈。此方由平胃散与五苓散两方相合而成。平胃散是治寒湿困脾的主方,体现燥湿化浊法则,用于脘痞腹胀、食少便溏、肢体重痛等证,颇为合拍。五苓散是治肾系气化失常的主方,体现化气行水法则,用于吐、泻、水肿等证亦合符节。两方相合,能呈燥湿运脾、化气行水功效,体现了脾肾同治的配方法度。

(1)就病机而言,所治各证的基本病理都是脾肾功能障碍或衰弱引起水液失调。

(2)就治法而言,体现了燥湿运脾、化气行水法则,能够兼顾脾肾两脏。

(3)就方剂结构而言,有健脾燥湿的二术,醒脾化湿的陈皮、厚朴,温阳化气的桂枝,淡渗利湿的茯苓、猪苓、泽泻,反映了较为完善的配方法度。

(4)就选药而言,所用陈皮、厚朴既可醒脾化湿,又可疏畅气机,顾及了湿阻其气、气机不畅的病理改变;所用桂枝,既可助肾化气,又可温通血脉,照顾到了津碍其血、血运不利的病理改变,反映了以除湿行津为主,兼调气血的用药法则。

(5)此方用治水泻,因有淡渗利水的茯苓、猪苓、泽泻,体现了利小便以实大便的分利法。

### (五)运用

此方治疗上述诸证,应以舌淡、苔白、脉缓为其辨证要点。临床上常用于湿邪中阻、脾阳受困、升降失司、传导失常、膀胱气化不利等多种疾病。现代医学认为该方可治疗肾小球肾炎、尿路感染、心脏病、肠炎等。

### 十一、实脾饮

#### (一)组成

本方由厚朴、白术、木瓜、木香、草果、槟榔、附子、茯苓、干姜、炙甘草、生姜、大枣组成。

#### (二)功用

温阳健脾,行气利水。

#### (三)主治

脾肾阳虚,水气内停之阴水。症见身半以下肿甚、手足不温、口中不渴、胸腹胀满、大便溏薄、舌苔白腻、脉沉弦而迟。

#### (四)方解

方中附子温肾阳、助气化以祛湿;干姜暖脾阳、助运化以制水,二药相合,温肾暖脾,扶阳抑阴,共为君药。茯苓、白术健脾渗湿,利水消肿,同为臣药。君臣相协,补火助阳,崇土实脾,利水渗湿。厚朴、木香、槟榔行气利水,气化则湿化,气顺则胀消;木瓜除湿和中;草果温中燥湿,俱为佐药。甘草、生姜、大枣益脾和中,生姜兼能温散水气,甘草亦可调和药性,同司佐使之职。诸药合用,温阳健脾,行气利水,标本兼顾,实为治疗阴水证之常用方。

#### (五)运用

本方为治疗脾肾阳虚水肿之常用方,以身半以下肿甚、胸腹胀满、舌淡苔腻、脉沉迟为辨证要点。现代对实脾饮治疗肾脏方面疾病的研究较多,药理研究显示,本方可明显改善肾脏病变的一般症状,如消除水肿、尿蛋白等,改善低蛋白血症和高胆固醇血症,对肾小球病理形态改变有显著对抗作用,从而提高生活质量。临床上常用于病态窦房结综合征、肝硬化腹水、慢性心力衰竭、心源性水肿、糖尿病肾病、复发性口腔溃疡、慢性荨麻疹。

### 十二、黄连温胆汤

#### (一)组成

半夏、竹茹、枳实、陈皮、炙甘草、茯苓、黄连。

## （二）功用

清热温中，行气化痰。

## （三）主治

痰热内扰证。症见失眠多梦、眩晕、虚烦、口苦、舌红、苔黄腻、脉沉滑。

## （四）方解

方中黄连清热偏于燥湿，竹茹清热偏于降逆和解郁清降，半夏化痰偏于醒脾燥湿，陈皮理气化痰偏于温化行散，枳实理气化痰偏于清热降浊，茯苓健脾益气渗湿，甘草益气和中。方中诸药相互为用，以奏其效。

## （五）运用

黄连温胆汤是治疗胆郁痰热内扰证常用方，主要有调节代谢功能、降血糖、抗炎、抗动脉粥样硬化、抑菌消炎、护肝等作用。临床上常用于慢性肠胃炎、慢性支气管炎、梅尼埃病、神经衰弱、高血压、高脂血症等病的临床表现符合痰热内扰证者。

## 十三、四妙散

## （一）组成

黄柏、苍术、牛膝、薏苡仁。

## （二）功用

清热利湿，舒筋壮骨。

## （三）主治

湿热痿证。症见两足麻木、痿软、肿痛。

## （四）方解

四妙散是在《丹溪心法》二妙散的基础上，加牛膝、薏苡仁而成，出自《成方便读》。方中黄柏为君，苦寒清热燥湿；苍术为臣，芳香燥湿健脾，使水湿祛而不易生；牛膝补肝肾、强筋骨，引药下行使药达病所；佐薏苡仁淡渗甘缓，利湿热而舒筋络。

## （五）运用

四妙散主要用于湿热下注引起的多种疾病。现代药理学研究证明，四妙散具有抗菌抗炎、解热镇痛、镇静、降低血尿酸水平、增强代谢水平等作用，可治疗和缓解与炎症反应、免疫反应、感染、尿酸水平、代谢水平相关的疾病。

### 十四、补阳还五汤

**(一)组成**

生黄芪、当归尾、赤芍、地龙、川芎、红花、桃仁。

**(二)功用**

补气活血通络。

**(三)主治**

气虚血瘀之中风。症见半身不遂、口眼㖞斜、语言謇涩、口角流涎、小便频数或遗尿不禁、舌暗淡、苔白、脉缓无力。

**(四)方解**

方中重用生黄芪,甘温大补元气,使气旺以促血行,瘀去络通,为君药。当归尾活血通络而不伤血,为臣药。赤芍、川芎、桃仁、红花助当归尾活血祛瘀,为佐药。地龙通经活络,力专善走,并引诸药之力直达络中,为佐使药。合而用之,重在补气,佐以活血,气旺血行,补而不滞,则诸症可愈。

**(五)运用**

本方为益气活血法之代表方,又是治疗中风后遗症之常用方。以半身不遂、口眼㖞斜、舌暗淡、苔白、脉缓无力为辨证要点。本方久服方能显效,故取效后多需继服,以巩固疗效,防止复发。方中生黄芪用量独重,宜先用小量,效果不显者逐渐增量;原方活血祛瘀药用量较轻,可根据病情适当加量。

### 十五、桃红四物汤

**(一)组成**

白芍、当归、熟地黄、川芎、桃仁、红花。

**(二)功用**

养血活血,祛瘀生新。

**(三)主治**

血虚兼血瘀证。症见妇女经期超前、血多有块、色紫稠黏、腹痛等。

**(四)方解**

方中当归具有活血、补血、养血之效,桃仁、红花为破血之品,主活血化瘀,三药合用,破血而不伤血,行血而不留瘀。川芎入脾、肝、三焦经,具有祛风止痛,行气活血之效,可有效增强当归、桃仁、红花的祛瘀功效。熟地黄填髓益精,配以白芍养血和营,在补血同时滋补肝肾,从而调畅气机。全方进退有据,配伍得当,故气机得畅,瘀血得化,湿热得除。

### (五)运用

桃红四物汤由四物汤化裁而来,为经典且作用较平稳的活血祛瘀方。现代药理学研究发现桃红四物汤具有抗炎镇痛、提高免疫、改善微循环、抗氧化等药理作用,被临床广泛用于皮肤科、妇科、骨科、内科等疾病。

## 十六、半夏泻心汤

### (一)组成

半夏、黄芩、干姜、人参、黄连、大枣、炙甘草。

### (二)功用

寒热平调,散结除痞。

### (三)主治

寒热互结之痞证。症见心下痞满、呕吐、肠鸣下利、舌苔腻而微黄。

### (四)方解

方中以辛温之半夏为君,散结除痞,又善降逆止呕。臣以辛热之干姜温中散寒,以苦寒之黄芩、黄连泄热开痞。君臣相伍,寒热平调,辛开苦降。然寒热互结,又缘于中虚失运,升降失常,故以人参、大枣甘温益气,以补脾虚,为佐药。甘草补脾和中而调诸药,为佐使药。诸药相伍,使寒去热清,升降复常,则痞满可除,呕利自愈。

### (五)运用

本方为治疗中气虚弱、寒热互结、升降失常之基础方,又是寒热平调、辛开苦降、散结除痞法之代表方,以心下痞满、呕吐泻利、苔腻微黄为辨证要点。现代药理学研究发现半夏泻心汤具有抑菌、消炎等作用,可以促进蛋白和相关激素的分泌、加速胃肠局部组织修复、生长表达,进而提高身体免疫力。现代常用本方加减治疗急性肠胃炎、慢性胃肠炎、慢性结肠炎、慢性肝炎、早期肝硬化等属中气虚弱、寒热互结者。

## 十七、八正散

### (一)组成

车前子、瞿麦、萹蓄、滑石、栀子、炙甘草、木通、大黄。

### (二)功用

清热泻火,利水通淋。

### (三)主治

热淋。症见尿频尿急、溺时涩痛、淋沥不畅、尿色浑赤、癃闭不通、小腹急满、口燥咽干、舌苔黄腻、脉滑数。

### (四)方解

方中滑石清热利湿,利水通淋;木通上清心火,下利湿热,使湿热之邪从小便而去,共为君药。萹蓄、瞿麦、车前子均为清热利水通淋要药,合滑石、木通则利尿通淋之效尤彰,同为臣药。栀子清热泻火,清利三焦湿热;大黄荡涤邪热,通利肠腑,亦治"小便淋沥",合诸药可令湿热由二便分消,俱为佐药。炙甘草调和诸药,兼以清热缓急,故有佐使之功。诸药合用,既可直入膀胱清利而除邪,又兼通利大肠导浊以分消,务使湿热之邪尽从二便而去,共成清热泻火、利水通淋之剂。

### (五)运用

本方为治疗热淋之代表方,以尿频尿急、溺时涩痛、舌苔黄腻、脉滑数为辨证要点。现代常加减运用于治疗膀胱炎、尿道炎、急性前列腺炎、肾结石、急性肾小球肾炎、急性肾盂肾炎而见有上述证候者。

# 第五章

# 肾科培元流派临证经验

## 第一节　慢性肾小球肾炎

### 一、概述

#### (一)定义

慢性肾小球肾炎是由多种原因引起的原发于肾小球的一组免疫性疾病,病理类型多样,预后不尽相同。本病临床特点为起病隐匿,可有一段时间的无症状期,但尿常规检查有不同程度的蛋白尿、红细胞及管型尿;病程长,呈缓慢性进展,多数患者有程度不等的腰酸、疲乏、水肿、高血压及肾功能损害;随着病情的进一步发展,少则 2～3 年,多则 20～30 年,健存肾单位越来越少,纤维组织不断增生,肾脏萎缩;其病顽固,反复发作,迁延不愈,最终导致肾衰竭,预后较差。

中医文献中虽无"慢性肾小球肾炎"这一名称,但可以找到类似慢性肾小球肾炎临床表现的一些病证。水肿是该病的主要临床症状,故慢性肾小球肾炎的大部分内容可归于"水肿"的范围;当水肿不明显,而以疲乏无力、腰痛、头晕、蛋白尿及血尿等为主要表现时,可归于"虚劳""腰痛""眩晕""尿血"等范围内;慢性肾小球肾炎晚期,肾衰竭出现少尿、恶心、呕吐等尿毒症状时,可归于中医"关格""癃闭""肾风""溺毒""肾劳"等范围。

#### (二)临床表现

1.症状

慢性肾小球肾炎为多种病因引起的一组原发性肾小球疾病,由于起病方式不同,临床表现亦不一,多数起病缓,呈慢性进行过程,病程较长,轻重悬殊。本病在早期可仅表现为尿蛋白增加,尿沉渣轻度增加,轻度高血压及水肿,或有轻微氮质血症;而在晚期,则可表现为慢性肾衰竭。慢性肾小球肾炎从早期发展至晚期,有可能要经历几十年。

(1)水肿:在整个疾病过程中,多数患者有不同程度的水肿。轻者仅在眼眶周围、面部或下肢踝部出现水肿,重者可全身水肿或伴有浆膜腔积液,呈现肾病综合征。但也有少数患者始终无水肿。

(2)高血压:有些患者以高血压为首发症状,大多数慢性肾小球肾炎患者迟早会发生高血压。本病患者出现高血压的程度差异很大,持续高血压的程度与预后有密切关系。血压显著升高可出现头痛、眩晕、失眠、记忆减退等症,高血压持续数年之后可使心肌肥厚、心脏增大、心律失常,患者自觉心悸、气促,活动后症状加剧,甚至发生心力衰竭。

(3)尿异常变化:尿异常是慢性肾小球肾炎必有的现象。尿量变化与水肿及肾功能情况有关,水肿期间尿量减少。若肾功能明显减退,浓缩功能障碍者常夜尿增多。尿蛋白含量不等,一般在每天 $1 \sim 3$ g,亦可出现大量蛋白尿。血尿发生于各种类型的慢性肾小球肾炎,多为镜下血尿,重者呈肉眼血尿。当血尿和蛋白尿明显增多时,尿中常出现各种管型。

(4)肾功能不全:慢性肾小球肾炎的肾功能不全主要是指肾小球滤过率降低。就诊时多数患者的肌酐清除率轻度降低,未降到正常值的 $50\%$ 以下,因此,血肌酐及尿素氮可在正常范围。如果肌酐清除率降至 $50\%$ 以下,则血肌酐和尿素氮就会增高。换言之,血肌酐达 $133\ \mu mmol/L$ 时,肌酐清除率已在正常的 $50\%$ 以下,继之,则出现肾小管功能不全,如尿浓缩功能减退及酚红排泄率明显降低。酚红排泄率受肾血浆量的影响较大,不能完全代表肾小管功能。

(5)贫血:慢性肾小球肾炎在水肿明显时,有轻度贫血,可能与血液稀释有关。如患者有中度以上的贫血,多数与肾内红细胞生成素减少有关,表明肾单位损坏及肾功能障碍已较严重。肾小球肾炎末期则出现严重贫血。如患者无明显营养不良,其贫血多属正细胞正色素性贫血。

2.体征

慢性肾小球肾炎患者常见贫血面容、水肿、泡沫尿、血尿,心脏叩诊浊音界扩大、晚期可见颈静脉怒张、奔马律等。

3.辅助检查

(1)尿液检查:中等量蛋白＋～＋＋,定量检查,一般在 $1 \sim 2$ g,常为选择性蛋白尿。晚期肾小球多数毁损,尿蛋白排出减少。慢性肾小球肾炎常有程度不等的镜下血尿或肉眼血尿,肾炎活动时尿内红细胞计数增多。若尿内白细胞计数增多,提示可能有尿路感染。管型是慢性肾小球肾炎的特征之一,肾病型常有多种管型。

(2)血液检查:常见轻、中度贫血,血红蛋白与红细胞比例下降,肾衰竭时则出现较严重的贫血。

(3)肾功能:内生肌酐清除率降低,至疾病晚期除肾小球滤过率降低外,肾小管功能亦受损,同时出现电解质紊乱、酸中毒、血钙降低等。

(4)其他检查:尿蛋白圆盘电泳、静脉肾盂造影、放射性核素肾图及肾扫描、肾脏 B 超、$\beta_2$-微球蛋白、肾活体组织检查(以下简称活检)等,均可协助诊断。

## 二、病因病机

### (一)发病之因,内外相因

慢性肾小球肾炎的发病是内外因共同作用的结果,内因导致脏腑虚损是发病之本,感受外邪毒物是致病条件,内外相因,缺一不可。先天禀赋不足、后天调摄失宜,加之劳倦过度、房事不节、七情所伤等内因,导致脏腑功能受损。肾为五脏之根本,故脏腑虚损,以肾气不足为本。肾气不足即防御肾炎发生的免疫功能受损是慢性肾小球肾炎发生的根本内在因素;而感受外邪、毒物损伤是慢性肾小球肾炎发生的外在因素,也是重要条件。外邪指六淫、疮毒等邪气。六淫之中,风为百病之长,寒、热、湿邪常与风邪相夹侵袭人体。风邪内扰,可出现水肿、蛋白尿、血尿等肾炎的表现。慢性肾小球肾炎的临床表现时轻时重,可因感染而诱发急性加重,这些符合风邪致病的特点。因此,风邪既是慢性肾小球肾炎发病的外因之一,也是慢性肾小球肾炎急性发作和诱发加重的重要因素。外因中的毒物损伤,包括肾毒性药物和其他肾毒性的化学物质。

### (二)发病之本,脾肾虚损

慢性肾小球肾炎的发病中,脏腑虚损主要责之于脾肾。肾为先天之本,脾为后天之源。先天禀赋不足,后天失于调养,脏腑功能受损,免疫功能失调,病邪乘虚而入,就会导致肾炎的发生。所以,脾肾虚损是慢性肾小球肾炎发病的病理基础。慢性肾小球肾炎的病变脏腑除肾与脾之外,与肺(咽喉)、肝、心的关系也非常密切。

### (三)病机之要,脾肾气虚

在慢性肾小球肾炎的发病中尤以气化功能虚弱最为关键。因慢性肾小球肾炎常见的水肿、蛋白尿、血尿等,实则为精、气、血、津液等物质代谢与转化障碍的结果,而这些物质代谢与转化的过程即为气化运动的过程。肾为气化运动的根本,脾乃气化运动之枢纽,脾气散精,藏精于肾。脾肾之气充盛,则水液得以正常运行,精微归于正化。而《灵枢·口问》云:"中气不足,溲便为之变。"脾肾气虚则气化无权,转输失职,水液潴留,发为水肿。蛋白质乃水谷之精微,由脾所化生,为肾所封藏。若脾肾气虚,则肾之开阖失司,封藏失职,脾运不健,不能升清,则谷气下流,精微下泄,出现蛋白尿。脾肾气虚,封藏失职,统固无权,血溢脉外,亦会出现血尿。所以,慢性肾小球肾炎临床症状发生的病理机制是以脾肾气虚为基础的。

**(四)病变之标,风水湿瘀**

慢性肾小球肾炎是本虚标实的证候,在本虚的基础上,若出现外感,兼夹水湿、湿热、瘀血等病邪,常常关系到病情的反复、迁延,甚至成为肾功能减退恶化或加重的因素。

综上所述,慢性肾小球肾炎是本虚标实,以虚为主的证候,内外相因而发病,脾肾虚损是病变之本,又可兼夹风、水、湿、瘀等邪为患。

### 三、辨证治疗

在临床中,慢性肾小球肾炎往往正虚与邪实并存,多以正虚为本,邪实为标,临床辨证分型颇为不易,故多采用以正虚为主、兼顾邪实的临床分型。目前临床多采用本证及标证的辨证方法。

**(一)本证**

1.肺肾气虚证

(1)症状:面浮肢肿,面色萎黄,少气无力,易感冒,腰脊痛,舌淡苔白润,边尖有齿印,脉细弱。

(2)治则:补益脾肾。

(3)方药:益气补肾汤加减。

(4)加减:兼有外感表证者,宜先解表,兼风寒者可用麻黄汤加减,兼风热者可用银翘散加减;若患者头面肿甚,咽干咽痛者,可用麻黄连翘赤小豆汤;若水气壅滞,遍及三焦,水肿甚,尿少,大便干结者,应通阳泻肺利水,可用己椒苈黄丸合五苓散加减,尿蛋白多者可加芡实、金樱子,尿中红细胞多,加墨旱莲、白茅根、茜草。

2.脾肾阳虚证

(1)症状:水肿明显,面色㿠白,畏寒肢冷,腰脊酸痛或腿软,足跟痛,神疲,纳呆或便溏,性功能失常(遗精、阳痿、早泄)或月经失调,舌嫩淡胖,有齿痕,脉沉细或沉迟无力。

(2)治则:温补脾肾。

(3)方药:附子理中丸加减。

(4)加减:若肾阳虚甚,形寒肢冷,大便溏薄明显者,可加肉桂、补骨脂以助温补肾阳之力;水肿明显者,可用实脾饮合真武汤以温阳利水;伴有胸腔积液而咳逆上气不能平卧者,可加用葶苈大枣泻肺汤,泻肺行水,下气平喘;若伴腹水者,可加用五皮饮以利其水,甚则可加牵牛子、甘遂以逐肠间水邪;若脾虚甚者,可加生黄芪以补气行水。

3.肝肾阴虚证

(1)症状:目睛干涩或视物模糊,头晕耳鸣,五心烦热,口干咽燥,腰脊酸痛,梦遗或月经不调,舌红,少苔,脉弦细或细数。

(2)治则:滋养肝肾。

(3)方药:杞菊地黄丸加减。

(4)加减:肝阳虚甚者,可加当归、白芍以加强养肝阴之力;兼心阴虚者,可加柏子仁、炒酸枣仁、五味子以养心安神;兼肺阴虚者,可加天冬、麦冬、五味子以养肺滋阴;兼有肝阳上亢者,可加天麻、钩藤、僵蚕等以平肝潜阳;兼有下焦湿热者,可加知母、黄柏、石韦等以清热利湿;伴血尿者,可去熟地黄,加生地黄、大蓟、小蓟、白茅根以清热凉血止血;若大便干结者,可加生大黄以泄热通便。

4.气阴两虚证

(1)症状:面色无华,少气乏力或易患感冒,午后低热或手足心热,口干咽燥或长期咽痛、咽部暗红,舌质偏红,少苔,脉象细或弱。

(2)治则:益气养阴。

(3)方药:参芪地黄汤加减。

(4)加减:若大便干者,可加玄参、柏子仁、生大黄等,以清热润肠通便;若口干咽燥、干咳少痰、小便短赤、大便干者,可改用人参固本丸加减;若咽痛日久、咽喉暗红者,可加南沙参、麦冬、桃仁、赤芍等,以活血养阴;若兼见纳呆腹胀者,可加砂仁、木香等,以理气和胃;若兼心气虚者,可加麦冬、五味子等,以养心气;若肾气虚甚者,可加菟丝子、覆盆子等,以养肾气。

(二)标证

1.兼外感证

(1)症状:兼风寒者可见微恶风寒,或伴发热,骨节酸痛,舌质淡,苔薄白,脉浮紧等;夹风热者可见发热恶风,咳嗽,咽喉肿痛,口干而渴,小便短赤,舌边尖微红,苔薄黄,脉浮数等。

(2)治则:宣肺解表。

(3)方药:麻黄汤加减。

(4)加减:患者若为风热表证,可改用银翘散加减治疗;若头面部水肿甚者,可改用越婢加术汤以宣肺、利水、消肿。

**2.兼水湿证**

(1)症状:全身中度以上水肿或有胸腔积液、腹水。

(2)治则:利水消肿。

(3)方药:五皮饮加减。

(4)加减:若腰以上肿甚兼风邪者,当加防风、羌活以散风除湿;腰以下肿甚为水湿下注者,当加防风、生薏苡仁以利水消肿;兼寒者,酌加制附子、干姜以温阳行水;兼热者,酌加木通、滑石以利湿清热。

**3.兼湿热证**

(1)症状:皮肤疖肿、疮疡,咽喉肿痛,脘闷纳呆,口干不思饮,小便黄赤,灼热或涩痛不利,舌苔黄腻,脉濡数或滑数。

(2)治则:清利三焦湿热。

(3)方药:龙胆泻肝汤加减。

(4)加减:方中木通用来治慢性肾小球肾炎时多用通草代之,以清利湿热而不伤肾功能;湿热蕴积上焦,见咯吐黄痰甚者,可用杏仁滑石汤加减;湿热中阻,以痞满腹胀为主者,可用黄连温胆汤加减;湿热蕴结下焦,以尿频、尿急、尿痛、尿灼热为主者,可用八正散加减;热毒较甚,咽喉肿痛明显者,可用银蒲玄麦甘桔汤加减。

**4.兼血瘀证**

(1)症状:面色黧黑或晦暗,腰痛固定或呈刺痛,肌肤甲错或肢体麻木,舌质紫暗或有瘀斑、瘀点,脉象细涩。

(2)治则:活血化瘀。

(3)方药:血府逐瘀汤加减。

(4)加减:患者虚实皆重,可按正虚辨证中加入丹参、赤芍、泽兰、红花等活血化瘀之品;若兼气虚、阳虚者,可改用桂枝茯苓丸加味,以益气活血。

**5.兼湿浊证**

(1)症状:纳呆、恶心或呕吐,身重困倦或精神萎靡,舌淡红,苔白腻,脉濡。

（2）治则：温阳泄浊。

（3）方药：温脾汤加减。

（4）加减：若恶心呕吐较甚者，可加姜半夏、陈皮、姜竹茹以和胃降逆；若血肌酐、尿素氮升高明显者，可配合生大黄、蒲公英、煅牡蛎等保留灌肠。

**四、病案举隅**

患者，男，64岁。

初诊：2011年5月15日。

主诉：反复双下肢水肿3年。

病史：患者全身水肿尤以双下肢为甚，体态偏胖，纳少腹胀，全身乏力，口干，小便少，大便调，舌质淡红有瘀点，苔白滑，边有齿痕，脉沉。清蛋白33 g/L，24小时尿蛋白定量2.1 g，肾功能正常。

中医诊断：水肿（湿瘀互结证）。

西医诊断：慢性肾小球肾炎。

治则：健脾祛湿活血。

处方：黄芪30 g、防风12 g、白术15 g、豆蔻6 g、薏苡仁30 g、苦杏仁9 g、黄芩12 g、栀子9 g、地龙12 g、丹参30 g、僵蚕12 g、水蛭3 g、蝉蜕12 g、车前子30 g。14剂，每天1剂，水煎400 mL，分2次口服。

二诊：2011年5月30日。双下肢浮肿减轻，小便泡沫，尿蛋白＋＋，红细胞102/μL，舌淡红，苔薄黄，脉滑。

治则：健脾补肾。

处方：枸杞子9 g、菟丝子15 g、五味子9 g、覆盆子12 g、车前子9 g、黄芪24 g、黄柏9 g、芡实15 g、金樱子15 g、桔梗9 g、墨旱莲30 g、石韦30 g、甘草3 g。14剂，每天1剂，水煎400 mL，分2次口服。

三诊：2022年6月16日。偶有下肢浮肿，余无不适，舌苔薄白，脉弦。尿蛋白＋，24小时尿蛋白定量1.05 g。

处方：枸杞子9 g、菟丝子12 g、五味子9 g、覆盆子12 g、车前子12 g、黄芪18 g、黄柏9 g、芡实15 g、金樱子15 g、桔梗9 g。

**｜按｜语｜**

肾炎为病，主要当从中医水肿门中探求证治。临床辨证与肺、脾、肾三脏的关系尤为密切。所谓"其标在肺，其本在肾，其制在脾"。慢性肾小球肾炎从脾肾论治,临床水肿显著者主张治以泻热利水、化瘀祛风,畅三焦气机,使三焦决渎有权,水肿自除。此患者双下肢水肿 3 年有余,反复发作,属脾肾两虚,风、湿、瘀三邪杂合而发病,治以玉屏风散以益气健脾,祛风胜湿。方中三仁畅三焦之气机,祛湿健脾,升举清阳,疏风化湿,配合黄芩、栀子辛开苦降,清热除湿;又加地龙、丹参凉血祛瘀,祛除积滞郁闭,僵蚕、蝉蜕祛风通络,胜湿散结,使肾脏清阳之气得以流通;水蛭、地龙能攻坚破积走下行,用治下焦尿浊等病为宜。水肿消退后,此时患者以肾虚为主,予补肾固涩,选用五子衍宗丸合水陆二仙丹加减。

# 第二节 膜性肾病

## 一、概述

### (一)定义

膜性肾病是一个病理形态学诊断名词,其特征性的病理学改变是以肾小球毛细血管基底膜增厚,有弥漫性上皮细胞下免疫复合物沉积为特点,不伴有明显细胞增生的独立性疾病。因肾小球基底膜增厚、足细胞功能受损、肾小球滤过膜屏障的完整性受到破坏,而出现大量蛋白尿。该病具有病程反复、慢性迁延的特点,因此也是导致成年人终末期肾病的主要原因之一。

膜性肾病根据其临床表现,可归属于中医学"水肿""尿浊""慢肾风"等范畴。

### (二)临床表现

1.症状

其症状主要为水肿,特点是水肿首先出现于皮下组织比较疏松的部位,如眼睑、颜面等处,然后出现于下肢(常从踝部开始),严重的可发展至全身,乃至出现腹水、胸腔积液甚至心包积液。此外,患者还常感疲倦乏力、肢节酸重、食欲不振,甚者胸闷气喘、腹大腹胀等。

2.体征

眼睑、颜面及双下肢不同程度的水肿,严重者可有胸腔积液、腹水,伴有肾区叩击痛。

3.辅助检查

膜性肾病的诊断依靠肾组织检查病理诊断。

（1）光镜下膜性肾病的特征性改变是肾小球毛细血管基底膜弥漫性增厚。

（2）免疫荧光可见免疫球蛋白和补体在毛细血管壁弥漫颗粒样沉积，其中以 IgG 强度最高，也可有 IgA 和 IgM 沉积。

（3）电镜下可见基底膜上皮下有分散或规则分布的电子致密物沉积，脏层上皮细胞足突广泛融合。

## 二、病因病机

膜性肾病主要的临床表现是水肿、蛋白尿、低蛋白血症，多伴血栓形成、微炎症状态。"水肿"在膜性肾病患者病程中间断出现，"尿浊"伴随疾病始终。《景岳全书》曰："凡水肿等证……故其本在肾；水化于气，故其表在肺；水惟畏土，故其制在脾。"肾为先天之本，脾为后天之本，二者相互滋生，同病相怜，脾肾俱虚。肝肾同源，共居下焦，肝主疏泄，肾主封藏，一泄一藏，二者相得益彰，肝郁不舒，肝失条达，克伐脾土，脾失统摄，输布失常，健运失司，气血津液不循常道而行，水溢脉外，肾络涩滞，精微下泄。膜性肾病病位涉及肺、脾、肝、肾，脾肾亏虚是膜性肾病发病的基础，湿、热、痰、瘀是膜性肾病不同病理阶段病理要素。

### （一）脾肾气虚为本

脾位居中焦，为制水之脏，中焦如沤，腐熟水谷，运化水谷精微，化生气血，运化水湿，斡旋三焦，脾虚则气机运化无力，三焦枢机不畅，终则水液妄行，水无所制而泛滥，精微物质不升反降，壅遏气机，多见神疲倦怠、面色无华、痞满纳呆。肾居下焦，下焦如渎，主水液代谢，肾关不固，一方面水失所主而妄行，溢于周身肌肤、内渍脏腑，易出现颜面、四肢水肿、胸腔积液、腹水；另一方面，肾虚封藏失职，精微外泄，形成蛋白尿。

久病不复，脾气虚弱，运化失常，无以化精微，输布障碍，清气不得升；肺脏失养，肺气失宣，无以化气，精气不布，又可加重脾气虚弱，多见食少、便溏、气短懒言、面色㿠白等免疫功能低下的表现。因此，本病在临床诊治中也要注意肺气的养护。

### （二）痰湿热瘀胶着

久病难复，肺、脾、肾功能失调，阳不化气，气虚无以行血，壅滞三焦，血停成瘀，脉络壅滞，水湿不化，郁而化热，湿热内蕴，湿热焦灼熏蒸，这是导致膜性肾病病情缠绵难愈的关键病理因素。加之激素类药物属阳热之品，热蒸湿动，与体内瘀积之水邪相互搏结，攀援勾结，形成水、湿、热相互为患的局势。痰、湿、热、瘀四者结合阻于中焦，乱于下焦，终致痰饮互结、中焦气逆、下关闭塞、溺毒内聚，其至发生关格危候。瘀血作为病理产物又成为致病因素,阻碍气化,导致瘀水互结。

### (三)肝郁气滞

肝藏血,肾藏精,精血相互滋生,相互转化,精与血化源于脾胃消化吸收的水谷精微,故精血充足又赖脾之运化散精功能的调节。肝脏疏泄功能正常,可助脾土运化水湿,亦可助三焦枢机通利。然而,膜性肾病病情反复难愈,易导致肝郁不舒,郁怒伤肝,疏泄失常,肾关不利,精微外泄,导致水湿内停、湿浊内蕴,多见水肿、蛋白尿。因此,临床诊治时不可忽视肝郁气滞产生的兼证。

### 三、辨证治疗

膜性肾病病性多为虚实夹杂,以脾肾两虚为本,水湿及瘀血为标,尤其以瘀血为著。本病初期,本虚多以脾、肾、肺气虚为主,继而出现水湿、瘀血内阻,加之服药所蓄药毒,耗气伤阴,久则出现脾肾阳虚、气阴两虚等证。上述证候可以单见,可以兼具,也可以发生转化和演变。因本病病性为虚实夹杂,所以治疗多标本兼治。

### (一)水湿浸渍证

1.症状

此证多由下肢先肿,逐渐四肢水肿,下肢肿甚,按之没指,不易随复,身体困重,胸闷,纳呆,泛恶,小便短少。舌淡红,苔白腻,脉濡缓。

2.治则

健脾化湿,行气利水。

3.方剂

五皮饮合胃苓汤加减

4.加减

若肿甚而喘者,可加麻黄、葶苈子以利水平喘;若寒湿盛而中焦不运,脘腹痞胀者,加干姜、豆蔻温脾化浊,行气宽中。

### (二)瘀血内阻证

1.症状

气虚或阳虚夹瘀者,可见面色黧黑,肌肤甲错,腰部刺痛,痛有定处,尿液暗红或夹血块,妇女经色暗红、有紫块,夜尿频数,便溏,腹胀纳呆,口淡不渴,气损及阳者伴形寒肢冷、渴不欲饮;阴虚夹瘀者,见尿色淡红或镜下血尿,尿液暗红或夹血块,腰膝酸软,咽干口燥,消瘦颧红,五心烦热,大便不畅,口干思饮或渴不欲饮。舌红,苔薄黄或少苔,舌边瘀紫,脉沉涩或细数。

**2.治则**

气虚或阳虚夹瘀者,宜活血通络,补益脾肾;阴虚夹瘀者,宜滋阴降火,凉血活血。

**3.方剂**

桃红四物汤加减。

**4.加减**

气虚或阳虚夹瘀者,合参芪肾气汤加减,以益气温阳;阴虚夹瘀者,合知柏地黄汤加减,以滋阴清热;瘀血不去者,加蜈蚣、全蝎活血破瘀。

**(三)脾肾两虚,水湿瘀阻证**

**1.症状**

面浮足肿,反复消长,劳累后、午后加重,脘腹胀闷,纳减便溏,面色不华,神疲肢冷,腰膝酸软,尿少色清。舌淡暗,苔白滑,脉细弱或结代。

**2.治则**

益气健脾补肾,利水消肿活血。

**3.方剂**

实脾饮加减。

**4.加减**

形寒肢冷明显者,加制附子、干姜、淫羊藿以温阳利水;尿蛋白多者,加桑螵蛸、金樱子以固涩精气;血清蛋白低下,水肿不退者,加芡实、菟丝子以补肾健脾填精,化气行水;瘀血明显者,可加川芎、当归、桃仁、水蛭以活血化瘀。

**(四)气阴两虚,水湿瘀阻证**

**1.症状**

倦怠乏力,少气懒言,五心烦热,盗汗,口燥咽干而饮水不多,水肿不甚。舌质暗红,舌底络脉迂曲,少苔,脉细数。

**2.治则**

益气养阴,活血利水。

**3.方剂**

参芪地黄汤加减。

**4.加减**

瘀血重者,可加丹参、三七粉(冲)以活血通络;兼湿热者,可加白花蛇舌草、半枝莲以清热祛湿；尿少水肿明显者，可加车前子、生薏苡仁以利水消肿。

### 四、病案举隅

患者，男，44岁。

初诊：2018年12月20日。

主诉：双下肢水肿2月余，加重1周。

病史：患者2个月前工作强度加大，作息及饮食规律失常，后发现双下肢凹陷性水肿，于当地医院门诊体检，尿蛋白＋＋＋，潜血＋。于当地间断服用中药，未见明显改善，遂来就诊。现症为双下肢凹陷性水肿，眼睑浮肿，脘腹胀满，周身乏力，气短懒言，时有腰酸腰痛，纳可，眠差，夜间易醒。小便伴泡沫，近日量少，大便尚可。舌暗淡，边有齿痕，苔白，脉沉。于本医院行肾穿刺活检，提示病理为Ⅰ期膜性肾病，免疫组化示磷脂酶$A_2$受体结果为252.91 RU/mL。

中医诊断：水肿（气虚血瘀证）。

西医诊断：膜性肾病。

治则：补气活血通络。

处方：予西医基础治疗，并内服补阳还五汤加味。生黄芪60 g、当归12 g、白术25 g、川芎9 g、赤芍12 g、地龙9 g、水蛭3 g、山药15 g、山茱萸12 g、芡实30 g、金樱子15 g、王不留行15 g、车前子30 g、白花蛇舌草15 g。水煎服，每天1剂。服药有效，之后根据临床表现辨证后对处方中药进行微调，连续治疗。

截至2019年10月22日，患者清蛋白由初诊时16.5 g/L缓慢升至42.6 g/L，24小时尿蛋白定量由5.38 g降至0.96 g，抗磷脂酶$A_2$受体抗体降至阴性，收效颇佳。

### 按语

患者因劳累起病，其先天禀赋不足，幼时营养缺乏，加之发病前工作繁重，饮食不规律，睡眠不充足，又导致后天失养，脾胃虚弱，生活压力大，情绪抑郁，肝失疏泄。脾肾气虚加之肝气不舒，气不能行血，日久形成瘀血阻于脉络。肾虚腰府失养，故见腰酸腰痛。气化无权，水道不通，水湿积聚体内，又使中焦困阻，湿困脾阳无法运化水湿，脾气无法固摄精微，则有脘腹胀满及小便泡沫。肝气郁久化热，湿与热合，同瘀血搏结体内而成瘀毒，耗气伤正，加重病情。故其病机本质为本虚标实，气虚为本，血瘀水湿为标。肾为生气之根，脾胃为生气之源，脾肾亏虚必然会影响气的生成，气的各种功能活动亦随之下降。就本病而言，有3个方面的表现尤为明显:其一,"水不自行,赖气以动",水肿的表现反映了机体气化功能的失常,气化功能的下降会导致水湿不化,水液泛溢肌肤;其二,气有固摄作用,气不足导致精微物质固摄失常,妄加排泄,通过小便排出;其三,"气为血之帅",气虚会导致推动作用下降,血液运行不畅,日久血瘀形成。从气的重要性出发,方中重用甘温补气之生黄芪,补中焦之气,助脾胃运化;与活血药赤芍、当归、川芎、水蛭等相配伍,意在令气旺血行,补而不滞;血行则脉道通,辅以车前子、王不留行、地龙等利尿通淋之品,使水液得以顺利排出;再辅以健脾补肾药物固本培元,扶正补虚,另加清热解毒之白花蛇舌草,攻邪外出。全方标本兼顾,祛邪扶正,使正气壮盛而湿热瘀毒之邪能有去路。

# 第三节 IgA肾病

## 一、概述

### (一)定义

IgA肾病是指一组以肾小球系膜区显著的IgA沉积为特征的肾小球疾病,为原发性肾小球疾病中最常见的病理类型。目前有关本病的发病机制尚无定论,多数学者倾向于本病属免疫复合物性肾炎。IgA肾病大部分的病例无症状,部分可表现为急性肾小球肾炎的症状,极少数为肾病综合征症状。通常临床进展缓慢,部分病例可发展为慢性肾功能不全,尿常规检查可见肾性红细胞尿和/或蛋白尿。

根据IgA肾病常见的临床症状,中医归属于"尿血""腰痛""水肿""肾风""虚劳"等范畴。

### (二)临床表现

1.症状

IgA肾病的症状有以下几种:①单纯血尿(镜下血尿或肉眼血尿);②血尿伴轻、中度蛋白尿;③单纯蛋白尿,甚者为肾病综合征。临床上以前两种情况多见。IgA肾病在初发病时血压与肾功能均正常,部分进展患者后期可出现高血压及肾功能减退,约50%患者血清IgA升高。

**2.体征**

IgA 肾病患者无特异性体征,但通常伴有以下特点:①发病者多为儿童或青年;②具有咽炎同步血尿的特点,并经检测为肾小球性血尿。

**3.辅助检查**

(1)尿常规及尿红细胞形态检查:IgA 肾病患者尿常规多出现异常,有红细胞、红细胞管型,晚期可伴持续蛋白尿。尿红细胞形态以畸形为主。

(2)免疫学检查:部分 IgA 肾病患者血清 IgA 水平增高,但必须在发病时及时化验,因为它可能仅在黏膜感染后一过性升高。也有学者主张多次反复查血清 IgA,可提高血清 IgA 增加的检测比例。

IgG、IgM 水平与正常对照相比无显著变化,偶有升高。血清 $C_3$、血清总补体活性正常或轻度升高。血清 IgA 类风湿因子、IgA 纤维连接蛋白在 IgA 肾病患者中增高,且随病情变化而变化。IgA 免疫复合物滴度亦可升高。

部分患者乙型肝炎表面抗原阳性,有报道血清 $C_{3b}$~$C_{3d}$ 在 75％成年人 IgA 肾病中增高,其与疾病临床活动和疾病严重性无关。

(3)肾功能检查:IgA 肾病患者早期肾功能正常,随病程进展出现尿蛋白及高血压时,肾功能可有不同程度损害。主要表现为内生肌酐清除率的降低,血尿素氮和肌酐的浓度逐渐增高。血 $\beta_2$-微球蛋白浓度增高常发生在肾小球硬化者,为预后不良的指征。

## 二、病因病机

本病的病因多为人体御邪能力薄弱时,外感六淫之邪,或思虑劳倦过度,损伤脾胃,致气血失和,湿瘀内阻而成本病。

### (一)脾肾气虚

饮食劳倦,久病不愈,禀赋不足,导致脾气虚无以统摄,肾气虚无以封藏而致阴血下注发为尿血。肾虚不能固涩,脾虚不能升清,脾肾气虚,精微随尿液下泄而成蛋白尿。《景岳全书·血证》曰:"盖脾统血,脾气虚则不能收摄,脾化血,脾气虚则不能运行,是皆血无所主,因而脱陷妄行。"

### (二)气阴两虚

脾气虚与肾阴虚并见,肾为先天之本,脾为后天之本,二脏相济,周运全身。若肾虚日久,不能温煦脾土,脾阳不振,精微不布,气血生化乏源。久病耗气,气损及阴,阴虚生内热,肾火下移膀胱,故可见尿赤。朱丹溪从阴虚立论,他在《金匮钩玄》中指出:"知此阴气一亏伤所变之证,妄行于上则吐衄;衰涸于外则虚劳;

妄返于下则便红;稍血热则膀胱癃闭"。并认为小便出血与小肠气秘互为因果,"气秘则小便难甚,痛者谓之淋,不痛者谓之溺血"。

### (三)肝肾阴虚

明代王肯堂《证治准绳》提出"五脏凡有损伤妄行之血,皆得如心下崩者渗于胞中,五脏之热,皆得如膀胱之移热传于下焦。"故肝肾阴虚者也会由于肝经遗热于血室发为尿血。肝肾同源,肾阴虚日久必有肝阴不足之累,肝肾亏损,虚火上炎,津液被灼,瘀热互结,发为尿血,缠绵难愈。

外邪入侵是本病反复发作、迁延不愈的重要诱因。咽喉是外邪入侵犯肾的重要途径。外邪与过劳,以致血尿反复发作,迁延不愈。本病肾阴亏损,精不化气,卫外乏源,表虚不固,肾病及肺,故反复外感,感邪之后,风热袭表,邪热下扰肾络,则往往使血尿加重或反复。肺、肝、脾、肾虚损,兼夹风热袭表、下焦湿热、瘀血内阻等是本病的主要病机,其病位在肾,旁涉肺、脾。

### 三、辨证治疗

#### (一)急性发作期

1.外感风热,热伤血络证

(1)症状:症见恶寒轻发热重,咽干咽痛,咳嗽,痰黏不易咯出,腰酸腰痛,尿赤或肉眼血尿,舌质红苔薄黄,脉浮数。双侧扁桃体肿大,血常规白细胞计数、中性粒细胞计数增高。

(2)治则:疏风清热,凉血止血。

(3)方药:银翘散合小蓟饮子加减。

(4)加减:兼湿热留恋,小便时有灼痛者,加石韦、川木通、黄柏;有慢性咽炎,兼阴虚者,加南沙参、玄参、麦冬、五味子以滋阴生津;中性粒细胞计数明显增高者,加用蒲公英、紫花地丁以加重清热解毒之功。

2.下焦(胃肠)湿热证

(1)症状:脘腹胀闷,纳呆,发热,口苦,腰酸腰痛,尿赤或血尿,伴尿频不爽或尿急尿痛,舌质红,苔黄厚或腻,脉濡数或滑数。尿常规或沉渣镜检可见白细胞、红细胞和/或蛋白。

(2)治则:健脾化湿,清热凉血。

(3)方药:藿香正气散和小蓟饮子加减。

(4)加减:因湿为阴邪,热为阳邪,阴阳相搏,易致离经之血瘀阻,故常加桃仁、红花、益母草、丹参等活血化瘀药。

### (二)慢性进展期

**1.阴虚内热证**

(1)症状:尿色鲜红,或镜下血尿,五心烦热,口干咽燥,腰酸腿软,舌红少苔,脉细数。

(2)治则:滋阴清热,凉血止血。

(3)方药:知柏地黄汤合二至丸加味。

(4)加减:若尿血不止者,可加重小蓟剂量,另加茜草、生侧柏叶、马鞭草、益母草等活血凉血药;湿热偏甚者,加石韦、白花蛇舌草等。

**2.气阴两虚证**

(1)症状:血尿时轻时重,平时以少量镜下血尿为主,稍有劳累即见肉眼血尿,气短乏力,足心热,口干咽燥,食欲缺乏,食少,舌红苔薄白,脉沉细或细数。

(2)治则:益气养阴,摄血止血。

(3)方药:大补元煎加减。

(4)加减:以气虚为主,乏力、食欲缺乏、面色萎黄者加四君子汤健脾益气。阴虚为主者加熟地黄、黄精等滋阴补肾之品。

**3.脾肾气虚证**

(1)症状:尿色淡红,常以镜下血尿和/或蛋白尿为主,腰酸腿软,耳鸣头晕,食欲不振,面色萎黄,腹胀便溏,神疲体倦,少气懒言,舌淡胖有齿痕,苔白,脉沉缓。

(2)治则:健脾补肾,益气摄血。

(3)方药:补中益气汤加减。

(4)加减:若气虚卫外不固,反复感冒者,加玉屏风散益气固表;气血两亏有贫血者,加阿胶烊化兑服以补益气血。

**4.瘀血内阻证**

(1)症状:长期慢性镜下血尿,腰痛固定不移或刺痛,面色晦暗,唇色青紫或暗,肢麻,痛经、闭经,经行不畅,经色紫暗,经血有块或尿中带血块,舌淡红、暗红或青紫,舌有瘀点、瘀斑,脉沉涩。

(2)治则:活血化瘀,行血止血。

(3)方药:加味当归芍药散加减。

(4)加减:若兼夹全身水肿等水湿内停症状者,宜加车前子、冬瓜皮、大腹皮等利水消肿之品。

## 四、病案举隅

患者,男,31岁。

初诊:2017年2月16日。

主诉:尿检异常2年,加重20天。

病史:患者查体发现尿蛋白阳性伴镜下血尿2年,外院肾穿刺示IgA肾病,间断口服缬沙坦及肾炎康复片。20天前,晨起解小便为洗肉水色,立即于附近医院就诊。查尿常规,尿蛋白＋＋,潜血＋＋＋＋,红细胞1 373.8/μL,白细胞30/μL,并予以药物治疗(具体不详)。患者自觉症状未见缓解,遂来门诊就诊。患者面色无华,平日喜烟酒,常晨起口干口苦,头重身困,乏力,阴囊潮湿,时有腰酸,头晕,纳可眠差,大便湿黏,舌红苔黄厚腻,脉细滑数。复查尿常规,隐血＋＋＋,红细胞322.1/μL,泌尿系彩超提示未见异常。

中医诊断:尿血(湿热蕴结证)。

西医诊断:IgA肾病。

治则:清热利湿,凉血止血。

处方:龙胆泻肝汤合小蓟饮子加减。龙胆草15 g、山栀子15 g、酒黄芩10 g、泽泻15 g、车前草15 g、当归15 g、生地黄15 g、萹蓄15 g、瞿麦15 g、小蓟15 g、蒲黄炭15 g、侧柏叶15 g、藕节15 g、滑石10 g、通草10 g、酸枣仁15 g、首乌藤15 g。7剂,每天1剂,分3次温服。嘱患者戒烟酒。

二诊:2017年2月24日。患者诉尿色较前变淡,口干口苦明显减轻,仍乏力身困重,头晕腰酸,手心汗出,纳可,眠差易醒,大便软,舌红苔黄腻,脉细数。尿红细胞形态90%为异形红细胞。复查尿常规,隐血＋＋,红细胞209.3/μL。继续予以上方加用仙鹤草15 g,7剂,服法同前。

三诊:2017年3月1日。患者诉未见肉眼血尿,否认口苦,仍有口干,乏力,头晕腰酸,手心汗出,纳可眠可,大便干结,小便黄,脉细数。复查尿常规,隐血＋,红细胞120/μL。

中医诊断:尿血(肾阴不足证)。

处方:二至丸合知柏地黄丸。女贞子15 g、墨旱莲15 g、熟地黄20 g、山药15 g、山茱萸10 g、泽泻10 g、牡丹皮10 g、赤芍15 g、茯苓10 g、知母10 g、黄柏10 g、大蓟15 g、侧柏叶15 g、地榆10 g、茜草炭15 g、酒大黄10 g。服用7剂后复诊,复查尿常规,隐血＋,红细胞80/μL。患者继续予以辩证治疗,2017年5月20日复诊测尿常规隐血±,红细胞28/μL。

|按|语|

尿血多由"外感""饮食不节""七情内伤"等外因加上"先天不足""后天劳损过度"等内因引起,损伤机体正气从而导致小便带血,持续损伤肾脏的生理功能。《景岳全书·血证》曰:"血本阴精,不宜动也,而动则为病;血主荣气,不宜损也,而损则为病。盖动者多由于火,火盛则逼血妄行;损者多由于气,气伤则血无以存。"患者平素急躁,又过食肥甘厚腻,滋生湿热,湿热蕴久成毒,毒热炽盛,迫血妄行,而见尿血。辨证属肝胆湿热,给予龙胆泻肝汤合小蓟饮子加减。火热日久伤阴,肾阴不足,水火失济,相火妄动,灼伤脉络,改用二至丸合知柏地黄丸,滋阴清热泻火而取效。

# 第四节　慢性间质性肾炎

## 一、概述

### (一)定义

慢性间质性肾炎是以肾间质病变和肾小管功能损害为主的一组慢性肾脏疾病,临床上以小分子蛋白尿,少量细胞及管型,伴有口干多饮、多尿,或食欲减退、腹胀、恶心呕吐、贫血,或肌无力、软瘫、心律失常,或尿频、尿急、尿痛,或腰痛、腹部绞痛、血尿、尿中有坏死组织等为主要表现。

慢性间质性肾炎通常隐匿起病,病程迁延,易被误诊、漏诊,多至肾功能明显下降方就诊,预后相对较差。中医学无此病名,按临床表现可将此病归入"消渴""劳淋""肾劳"等范畴。

### (二)临床表现

本病早期多缺乏典型症状,中、晚期可出现下列症状和体征。

1.症状

(1)泌尿系统症状:夜尿、多尿、遗尿,或尿频、尿急、尿痛,尿热伴腰痛,腰部或上腹部绞痛,肉眼血尿,尿中可见坏死组织排出。

(2)消化道症状:口干,多饮,食欲减退,腹胀、便秘,有药疹者可出现恶心、呕吐。

（3）循环系统症状：可出现各种心律失常，肢体湿冷，甚至心脏骤停。

（4）神经系统症状：表情淡漠，嗜睡，严重者可出现神志不清，或烦躁不安、抽搐、肢体麻痹、软瘫等。

（5）血液系统症状：贫血面容，口唇苍白，指甲苍白。

2.体征

（1）腰酸腰痛：大部分患者有腰酸或腰痛体征，呈持续性，轻重不一，严重者两肾区可有明显叩击痛，当肾乳头坏死时，可突然发生肾区或上腹部绞痛。

（2）肌无力：部分患者肌张力有不同程度的减退，四肢麻木，甚至软瘫。

（3）心律失常：部分患者可出现心动过缓、室性期前收缩、心室颤动等，甚至肢体湿冷，心脏停搏。

（4）贫血：贫血貌是晚期肾功能不全时的体征，可伴有口唇和指甲苍白。

（5）水肿：早期和中期多无水肿，至晚期肾衰竭时可见双下肢不同程度水肿。

（6）高血压：早期和中期多无高血压，尿毒症时部分患者可出现高血压。

3.辅助检查

尿液分析和肾小管功能检测是诊断慢性间质性肾炎的主要依据，以下辅助检查有助于本病的诊断。

（1）尿常规检查：多数患者尿中只有少量蛋白、白细胞，常无管型和红细胞，还可测出尿糖、氨基酸等。当肾小管浓缩功能障碍时，尿比重显著下降；当肾小管酸中毒时，尿 pH 降低或升高。

（2）24 小时尿蛋白定量测定：多数患者 24 小时尿蛋白定量不超过 1.5 g，且常＜0.5 g。

（3）尿液聚丙烯酰胺凝胶电泳：显示慢性间质性肾炎以低分子区带为主，尿溶菌酶及尿 $\beta_2$-微球蛋白等肾小管性小分子蛋白尿增多为主。

（4）尿蛋白放射免疫分析：尿清蛋白及 IgG 增加不显著，以尿 $\beta_2$-微球蛋白异常增多为主，其测定值＞1 000 ng/mL 有助于本病的诊断。

（5）血尿渗量测定：尿液比重降低，低于 500 mOsm/(kg·$H_2O$)者提示有肾小管浓缩功能障碍；若尿液/血浆的渗透量比值经常相等，则提示肾脏的浓缩与稀释功能严重损害。

（6）血液生化肾功能测定：血液生化检测示血肌酐、尿素氮异常升高，二氧化碳结合率明显下降，并有低血钠、低血氯、低血钾或高血钾等电解质紊乱者，可作为慢性间质性肾炎肾功能减退的检测指标。

(7)血气分析检查：慢性间质性肾炎时，若 $HCO_3^-$ 减少、碱剩余呈负值、pH值下降是肾小管酸中毒的基本指征。

(8)肾盂静脉造影检查：当肾盂静脉造影显示肾盂积水、肾盂扩张和变钝时提示有尿路梗阻性肾病；当显示双侧肾脏大小不等、肾外形不规则、肾盏变形或肾乳头缺损时，则应考虑慢性间质性肾炎的可能。

(9)肾穿刺活检：对部分病因不明、症状不典型、临床表现隐潜、肾功能逐渐下降的患者，可做肾穿刺活检。光镜下的特征性表现是肾间质广泛纤维化，肾小管萎缩、坏死，肾间质可有少量单核细胞浸润，其数量远少于急性间质性肾炎。肾小管有不同程度的萎缩、坏死、增生、肥大，小管基底膜增厚，呈现一个典型的肾间质慢性炎症过程。因髓质间质较多，故病例改变以髓质和乳头部表现最明显，可有单个或多个肾盏扩张，有时可见蛋白沉积。后期可有继发性肾小球改变，可见损伤程度不等的血管及肾小球毛细血管襻，有节段性肾小球硬化和肾小球周围纤维化，这种改变大多见于镇痛药性肾炎。免疫荧光和电镜检查很少有特殊发现。明显间质性肾炎组织病理学改变对病因而言是非特异性的，诊断时应密切结合病史及临床表现。

(10)其他：肾 CT 检查、放射性核素肾图检查等也可酌情选用。

## 二、病因病机

慢性间质性肾炎的形成多由五脏柔弱，肾亏精少，加之感受湿热、毒邪，以致肾失开阖，气化失调，致水津与精微物质的输布、分清泌浊及水液出入不循常道；肾病及脾，水谷精微不能化生精血，升降输布失调，则精微物质外泄失度；肾病及肝，肝血不藏，筋脉失养；病延日久，则正气亦伤，湿浊内生。如湿热伤肾，耗气伤阴，肾气不固，遂见多尿、夜尿、引水自救、口渴多饮，病似"劳淋""消渴"；虚火灼伤肾络或气虚不能摄血，故尿中夹血；也可因气虚及阳，精微外泄，尿中混有蛋白；精血亏耗，筋脉失养，则肢体麻木、痿废；病延日久，脾肾阳虚，湿毒内蕴，病陷晚期，有类关格，可出现面色灰滞、恶心欲吐、尿少尿闭等症。

本病的病理性质总属本虚标实。初期为湿热下注，或毒邪伤肾，或他脏病及于肾，以邪实为主；病至后期，肾脏虚损较甚，累及肝、脾，而致封藏失司，肝风内动，气血虚衰，湿浊化生，转以正虚邪实为主。慢性间质性肾炎久治不愈，酿生湿毒，均可致浊气上逆，凌心犯肺，而出现心悸、喘促、关格等危候。

## 三、辨证治疗

慢性间质性肾炎病因复杂，但初期湿、热、毒邪较甚，有湿、热、毒之偏盛不同;后期有气阴两伤、肾精亏损、肝血不足、脾胃虚弱之异,病情久延尚可致脾肾衰惫。故早期宜清热利湿解毒,中、晚期可以补虚,以滋阴益肾、调理脾胃为先,亦每可寓补于攻,以防伤正。

### (一)湿热留恋,耗伤肾阴证

1.症状

尿热,尿频,尿急,尿痛,兼有血尿,口干,多饮,夜尿多,腰疲乏力,腰痛,手足心热,舌质红,苔黄燥,脉沉细数。

2.治则

滋阴降火,凉血止血。

3.方药

知柏地黄丸合小蓟饮子加减。

4.加减

若小便热涩,湿热偏重者,加蒲公英、瞿麦、萹蓄、车前草以清利湿热;若舌质光红,手足心热,阴虚偏重者,宜酌加石斛、麦冬、玄参等以养阴生津;若神疲乏力,面色无华,脾虚偏重者,酌加黄芪、当归等以补气养血。

### (二)邪毒伤肾,气阴两虚证

1.症状

口干,烦渴,多尿,夜尿,腰痛,乏力,尿赤,发热,舌质红,苔薄白或无苔,脉细数。

2.治则

清热利尿,益气养阴。

3.方药

清心莲子饮加减。

4.加减

若药毒伤肾者,可酌加土茯苓、防风祛风解毒;若伴发热者,加柴胡、薄荷发散风热;若气虚重者,重用黄芪,加太子参健脾补气;若阴虚重者,加生地黄、玄参滋补肝肾。

### (三)肝血不足,引动肝风证

1.症状

头昏乏力,口干不欲多饮,四肢麻木,肢体软瘫,手足微颤,面色萎黄,形体消瘦,心中悸动,舌质红,苔白,脉细弦。

**2.治则**

养血柔肝,息风定惊。

**3.方药**

三甲复脉汤加减。

**4.加减**

若伴有发热者,加青蒿、白薇养阴退热;心中悸动者,加炒酸枣仁、龙齿养心安神。

### (四)脾肾两虚,水湿潴留证

**1.症状**

头昏乏力,面色萎黄,食欲不振,腰膝酸软,形寒肢冷,小便清长,大便溏软,下肢水肿,舌质淡,苔白,脉沉濡细。

**2.治则**

温补脾肾,化气行水。

**3.方药**

金匮肾气丸加减。

**4.加减**

若高年元气大虚,肾阳不振者,可加红参、鹿角以补气壮阳;若兼贫血,气虚者,加当归、鹿角胶补气生血;若肾虚腰痛甚者,加淫羊藿、巴戟天、肉苁蓉、菟丝子补肾壮腰。

### 四、病案举隅

患者,女,61岁。

初诊:2018年5月6日。

主诉:全身无力伴多饮、多尿半年。

病史:2017年11月始双下肢无力,严重时不能行走,当地查血生化、尿常规等,诊断为低钾血症,原因待查,口服补钾后乏力减轻,症状好转。2018年3月乏力加重,外院诊断为干燥综合征合并肾小管酸中毒,给予羟氯喹、枸橼酸钾、碳酸氢钠等口服,症状改善,为求中西医结合治疗来诊。现症为乏力,口干眼干,腰酸耳鸣,夜尿3次,失眠多梦,胸闷,善太息,舌淡红,苔薄白,脉沉细。

中医诊断:虚劳(肾阴不足,肝郁气滞证)。

西医诊断:①慢性间质性肾炎;②干燥综合征。

治则:滋阴补肾,疏肝理气。

处方:杞菊地黄丸合逍遥散加减。生地黄、熟地黄各 12 g,山茱萸、山药各 15 g,枸杞子、菊花、牡丹皮、泽泻、柴胡、白芍、黄芩、女贞子、墨旱莲各 12 g,茯苓、石斛各 10 g,生甘草 6 g。14 剂,水煎服。方随证加减 3 月余,病情稳定未发生低血钾。上方制水丸,每次 3 g,每天 2 次。2018 年 11 月复诊,病情稳定。

🌀|按|语|

患者以口眼干、双下肢乏力、夜尿频多、低血钾为主症,中医辨证属于肝肾亏虚之证。患者为老年女性,肾气渐衰,天癸将绝,精血不足,脏腑失于濡养,故口干、眼干,可伴有皮肤干裂,齿枯焦黑,舌质多红绛,舌面干燥有裂纹,苔少等一派阴虚津亏之象。肾水不足,水不涵木则阴虚火旺,阴不制阳则阴虚阳亢,头晕耳鸣,目涩口干。肝血亏虚,疏泄失司,肝气郁结,气机不利,经脉受阻,则肝脉循行之处,如胸胁、少腹、乳房胀痛,胸闷不舒、善太息,虚热内扰则五心烦热,心肾为水火相济之脏,肾水亏虚,水火失济则心火亢盛,致心神不宁,失眠心悸。肝气横逆,胃失和降,则可见胃脘胀闷,嗳气少食。故予杞菊地黄汤合逍遥散以滋肾降火,疏肝理气。

# 第五节　糖尿病肾病

## 一、概述

### (一)定义

糖尿病肾病(diabetic kidney disease,DKD)是指糖尿病所致的慢性肾脏病,临床诊断依赖尿清蛋白及肾小球滤过率,治疗强调以降血糖、降血压为基础的综合干预。

本病多由糖尿病发展而来,在糖尿病症状基础上,常表现为乏力、水肿等症状,根据病证结合的原则,归属于中医学消渴病继发的"水肿""虚劳""关格"等范畴。

### (二)临床表现

#### 1.症状

(1)肾小球滤过率增加:出现早,为功能性改变,临床常无症状。许多动物实验和临床观察都表明,肾小球高滤过状态在糖尿病确诊时就已存在并持续至出现蛋白尿,同时伴有肾血液量增加及肾肥大。

(2)蛋白尿:糖尿病肾病早期用化学发光法才能检测出蛋白尿。尿中出现 $\beta_2$-微球蛋白是糖尿病肾病主要的临床表现,也是诊断糖尿病肾病的标准。最初出现运动后尿清蛋白排泄增加,休息后恢复正常。随后,出现持续尿蛋白。随着肾脏病变的加重,24小时尿蛋白可>0.5 g,是诊断临床期糖尿病肾病的标准,这时糖尿病往往超过10年。尿蛋白排出量越多,预示着病情越严重。

(3)肾病综合征:有部分糖尿病肾病患者会出现肾病综合征。24小时尿蛋白>3.5 g,血清蛋白降低,常<30 g/L,出现水肿、高胆固醇血症。出现肾病综合征后,糖尿病肾病发展加速,在较短时期内,出现肾功能不全。

(4)高血压:糖尿病肾病和高血压之间的关系密切。有20%～50%的糖尿病肾病患者血压升高,出现较晚,一般不出现恶性高血压,但高血压可加速肾脏病变的发展和肾功能的恶化。

(5)肾功能不全:糖尿病肾病的最后阶段。在糖尿病肾病早期,肾小球滤过率增高,在出现蛋白尿后(24小时蛋白量>0.5 g),肾小球滤过率开始较为恒定的下降。当肾小球滤过率低于正常1/3以下时,出现氮质血症,近1/3患者进入尿毒症期,临床出现尿毒症症状,如恶心、呕吐、贫血、酸中毒、高血压、低钙血症等。

**2.体征**

早期并无体征,临床期可见水肿、高血压,肾衰竭期可见高度水肿、贫血及严重顽固性高血压。

**3.辅助检查**

(1)尿常规检查:主要为蛋白尿,如有合并尿路感染或肾乳头坏死,则可有较多白细胞和镜下血尿。

(2)肾脏影像学检查:运用B超或CT等非创伤性检查,可发现糖尿病肾病早期肾体积增大,随着肾功能的减退,肾脏体积逐渐缩小,肾皮质变薄,至晚期,可形成终末期固缩肾。

(3)眼底检查:眼底可发现微血管瘤等眼底微血管病变。

(4)肾活检:适用于糖尿病早期及临床期,可明确诊断、进行鉴别诊断、治疗评定、判断预后。

(5)肾动态显像检查:运用同位素方法做双侧肾动态显像检查,了解双肾或单肾的血流量及肾小球滤过率。

## 二、病因病机

中医认为糖尿病肾病的发生是由于消渴病失治误治，日久不愈而致肝、肾、脾气阴双虚，继而转为水肿、尿浊、虚劳、关格之证。本病属于以本虚为主，标实为次的虚实夹杂证候。最终导致脏腑、脉络俱损，阴阳气衰，气血失调，血脉瘀阻，肾气开阖不利，脾气运化失常，肝失疏泄，三焦阻滞，水湿浊毒泛溢，转为虚劳、关格等重证。

### (一)病因

#### 1.饮食失节

糖尿病患者多消食善饥，若不加控制饮食，长期恣啖酒醴膏粱；或控制太过严格，过度饥饿；或饮冷太过，则致脾失健运，湿热内蕴，津液不化，聚留为水，水邪渍肾，引起关门不利，产生水肿。如《素问·奇病论》曰："……此人必数食甘美而多肥也。肥者令人内热，甘者令人中满，故其气上逆，转为消渴。"《景岳全书·水肿》说："大人小儿，素无脾虚泄泻等证，而忽尔通身浮肿，或小水不利者，多以饮食失节，或湿热所致。"

#### 2.久病劳伤

糖尿病是终身性疾病，病程较长，病久劳伤。劳伤指饥饿、劳役、营养不良，脾胃元气损伤，土不制水或房劳太过，真元暗损，命门火衰，不制阴寒，水邪泛滥，产生水肿。

#### 3.失治误治

糖尿病失治，高血糖长期损伤肾脏，影响肾脏气化功能，水湿内停，泛于肌肤，产生水肿；或糖尿病误治，降糖药使用不当，伤及肾脏。李梴《医学入门·水肿》云："阴水，多因久病……或误服凉药以致肿者，危证也。"

### (二)病机

病变的部位与五脏均有关，但主要与肺、脾、肾有关，尤其以肾为主。本病由于"消渴"缠绵不愈，致使津液亏耗；或久病服用温燥之品，致燥热内生，阴津不足。由于阴亏兼有湿热及瘀血存在，所以病机初为正虚邪实，终至邪盛正衰。

#### 1.肾虚、气阴两虚为本

五脏之伤，穷必及肾，消渴日久，气阴两虚，肾气虚衰，不能蒸化水液，水液潴留，故成水肿。肾精损耗，则阴虚生火，水火俱盛，气化失常，三焦壅滞，湿浊停留。本病关键在肾，肾气从阳则开，从阴则阖。肾阳虚衰，关门不利则水邪益甚，气损血行不利，必致瘀血内生，肾虚血瘀是糖尿病肾病主要病理基础。综观近年文献,多数学者认为糖尿病肾病患者存在气阴两虚证,糖尿病微血管病变的基本病机为气阴两虚,络脉瘀阻。

**2.阴阳两虚是其发展**

糖尿病患者病程较长,发展到肾衰竭可见阴阳两虚的征候。随着糖尿病的发展,有从阴虚热盛→气阴两虚→阴阳两虚的转化趋势。糖尿病肾病由糖尿病迁延而来,其病机乃因阴虚燥热日久耗气而致气阴两虚;病情发展则由阴损及阳而见阴阳两虚,甚至出现阳衰浊毒瘀阻。

**3.瘀血贯穿疾病始终**

在糖尿病肾病的病机上,众多医家均重视瘀血的重要性,认为不论气阴两虚、阴阳两虚或肾虚,都有兼杂瘀血证的存在。因阴虚生内热,耗灼营血;气虚无力推动血行;阳虚则寒,寒则血液凝涩。三者均可导致瘀血,瘀血又阻碍了营血的正常运行。无论阳虚、阴虚或气虚都与瘀血互为因果,可引起体内各种代谢失衡,从而产生各种并发症。

也有学者认为,糖尿病肾病的病因病机关键是肾虚,肾虚是易感因素,痰瘀肾络、凝滞脉道是其主要病理变化,病理过程中出现的痰湿、浊毒是痰瘀闭阻、阴阳衰竭的病理产物。治疗分早、中、晚三期。早期以化痰祛瘀为主,或兼以补益肝肾,或配以健脾益肾;中期宜活血通络,化瘀行水,泄浊排毒,调和阴阳,补益气血;晚期宜清浊排毒,顾护胃气。

综上所述,本病为本虚标实、虚实夹杂之证。本虚为气阴两虚渐至阴阳两虚,标实为瘀血、水湿、浊毒。

## 三、辨证治疗

### (一)主证

**1.阴虚燥热证**

(1)症状:烦渴引饮,消谷善饥,口干舌燥,尿频量多,尿色浑黄,身体渐瘦,舌红苔黄,脉洪数。

(2)治则:滋阴清热,生津止渴。

(3)方药:白虎加人参汤加减。

(4)加减:若口渴多饮甚者,加生地黄、玄参、石斛;若口鼻干燥者,加桑白皮、麦冬、北沙参;若多食善饥者,加黄连、玉竹、熟地黄;口苦、大便干结者,加大黄、胃纳呆滞、舌苔厚腻者,加苍术、藿香、薏苡仁。

**2.气阴两虚证**

(1)症状:面色无华,神疲乏力,形体消瘦,腰膝酸软,心悸气短,口渴欲饮,尿频量多,舌尖红,苔白,脉沉细数无力。

(2)治则:益气养阴。

(3)方药:生脉散合玉女煎加减。

(4)加减:若面色无华,神疲乏力者,加黄芪、太子参、当归;若心悸气短,口渴欲饮者,加山茱萸、生山药、天花粉;若大便干结者,加火麻仁、芦荟、大黄。

**3.肝肾阴虚证**

(1)症状:头晕耳鸣,腰膝酸软,多梦遗精,尿频量多,浊如脂膏,视物昏蒙,舌红苔少,脉细弦数。

(2)治则:滋补肝肾,养血润燥。

(3)方药:六味地黄丸加减。

(4)加减:若骨蒸潮热,盗汗遗精者,加知母、黄柏;若腰膝酸软,头晕目眩者,加菊花、枸杞子、牡蛎;咽干不适者,加生地黄、天冬。

**4.阳虚水泛证**

(1)症状:全身不同程度水肿,以腰以下为主,甚至腹部肿大,胸闷气促,腰膝酸困,四肢不温,神疲畏寒,小便短少,腹胀,食欲缺乏,舌质淡胖,苔白或腻,脉沉细无力。

(2)治则:温肾散寒,健脾利水。

(3)方药:真武汤合五皮饮加减。

(4)加减:若食欲不振者,加党参、山药;尿少不利,四肢不温者,加肉桂、车前子;舌红苔少,腰膝冷痛者,加枸杞子、桑椹、炒杜仲;胸闷咳喘者,加葶苈子、大枣;恶心欲吐者,加竹茹、半夏。

**5.阴阳两虚证**

(1)症状:面黑憔悴,耳轮干枯,口干舌燥,腰膝酸软,阳痿,畏寒肢冷或五心烦热,尿频失禁或尿量短少,下肢水肿,舌质淡暗,苔白而干,脉沉细无力,或伴恶心呕吐。

(2)治则:温补肾阳,滋肾固精。

(3)方药:金匮肾气丸加减。

(4)加减:若四肢水肿,小便短少者,加车前子、冬瓜皮;若腰膝酸软者,加川牛膝、桑寄生、巴戟天、肉苁蓉;若阳痿早泄者,加淫羊藿、金樱子;若五心烦热,咽干舌燥者,去附子、肉桂,加知母、黄柏。

**(二)兼证**

糖尿病肾病还可伴有许多兼证,简述如下。

1.瘀血证

(1)症状:胸中刺痛,胸闷心悸;口眼㖞斜,半身不遂;舌质瘀暗,脉沉细结代。

(2)治则:活血祛瘀,疏通经络。

(3)方药:降糖活血方。

(4)加减:若口渴甚,加麦冬、五味子、南沙参;兼皮肤疮疡,加野菊花、蒲公英;小便不利者,加茯苓、泽泻。

2.痈疽证

(1)症状:皮肤疮疡,牙龈脓肿,下肢坏疽,或伴有高热神昏,舌红苔黄,脉数。

(2)治则:清热解毒,消肿散结。

(3)方药:五味消毒饮加味。

(4)加减:若腰痛酸软,加菟丝子、枸杞子;若口渴引饮,加知母、天冬。

3.眼疾、耳聋证

(1)症状:视物模糊,如隔烟雾,圆翳内障,失明,耳聋或耳鸣。

(2)治则:滋补肝肾,益精补血。

(3)方药:明目地黄丸合磁朱丸。

(4)加减:若眼涩甚,加牛膝、何首乌、墨旱莲;若伴心烦口渴者,加黄连、玉竹、黄精。

4.肢体麻痛证

(1)症状:肢体消瘦,麻木不仁,或肢体疼痛,夜间尤甚。

(2)治则:补肾填精,活血通络。

(3)方药:五子衍宗丸合四物汤加味。

(4)加减:肢体痛者,加羌活、牛膝、络石藤;夜不能寐者,加酸枣仁、首乌藤。

5.淋证、癃闭

(1)症状:尿热,尿急,尿频,尿痛,甚则小便不通,小腹拘急,寒热往来。

(2)治则:清热通淋。

(3)方药:八正散。

(4)加减:若小便涩痛为主,加竹叶、生地黄、灯心草以清心利尿,除烦;若以小便不通为主,可合用猪苓汤。

**四、病案举隅**

患者,女,65岁。

初诊:2017年3月20日。

主诉:血糖升高 13 年,水肿 1 年。

病史:患者有 2 型糖尿病病史 13 年,高血压病史 6 年余,目前应用门冬胰岛素 30 注射液,早 14 U、晚 12 U 皮下注射,口服缬沙坦氨氯地平 80 mg,每天 1 次。1 年前出现足踝部水肿,未诊治。近 3 个月症状加重,就诊时症见腰酸乏力,双下肢浮肿,手足麻木,伴纳呆,腹胀,舌质淡有齿痕,苔白腻,脉细滑。测血压为 20.0/12.7 kPa(150/95 mmHg),随机血糖为 11.9 mmol/L,查尿常规为尿蛋白++,24 小时尿蛋白定量为 2.1 g,尿素氮为 7.2 mmol/L,血肌酐为 81 μmol/L。

中医诊断:消渴病肾病(水湿浸渍证)。

西医诊断:①糖尿病肾病Ⅳ期;②2 型糖尿病;③高血压病。

治则:健脾燥湿,利水消肿。

处方:苍术 15 g、炒白术 15 g、厚朴 9 g、陈皮 9 g、茯苓 12 g、猪苓 15 g、泽泻 15 g、木香 6 g、王不留行 15 g、甘草 6 g。水煎服,每天 1 剂。

二诊:2017 年 3 月 27 日。双下肢浮肿减轻,食欲改善,仍有乏力、手足麻木、腹胀等症,舌质淡有齿痕,苔白腻,脉细滑。

处方:半夏 9 g、黄芩 6 g、黄连 3 g、干姜 6 g、党参 9 g、白术 15 g、枳实 6 g、车前子 15 g、甘草 6 g、大枣 5 枚。水煎服,每天 1 剂。

三诊:2017 年 4 月 3 日。患者食欲改善,水肿消退,手足麻木减轻,舌质淡,苔薄白,脉细滑。复查 24 小时尿蛋白定量为 1.6 g,上方去车前子,继服 2 周,症状基本缓解。

### |按|语|

糖尿病肾病进展到Ⅳ期,患者蛋白尿增多,水肿和胃肠道症状明显,以水湿、湿浊证较为突出。邬老师主张先祛湿邪,以防湿邪困脾出现各种变证,方用胃苓汤加减,方中苍术燥湿健脾,白术健脾利湿,二者并用使湿除脾运。湿邪易阻滞气机,血行不畅,血不利则为水,进一步加重水肿,方中配伍厚朴、木香以行气利水,王不留行活血利水。患者脾虚为本,不建议用泻下逐水法,以免损伤脾胃,利水消肿常选用猪苓、泽泻、车前子等药物既利水湿又不伤阴液,并且中病即止,以防伤阴。水肿消退后,改用半夏泻心汤调理脾胃。

# 第六节　乙型肝炎相关性肾小球肾炎

## 一、概述

### (一)定义

乙型肝炎相关性肾小球肾炎是指乙型肝炎病毒直接或间接诱发的肾小球肾炎,并经血清免疫学及肾活检免疫荧光所证实,并排除与肝、肾两种疾病无关但同时存在的疾病,以及系统性红斑狼疮等其他病因引起的肝肾病变的一种疾病。乙型肝炎病毒感染能否导致肾炎,目前虽尚有争议,但多数学者倾向于乙型肝炎病毒感染确与某些原发性肾炎如膜性肾病/膜增生性肾小球肾炎存在着病因上的联系,特别是儿童的膜性肾病大部分与乙型肝炎病毒相关。

乙型肝炎相关性肾小球肾炎多见于儿童。乙型肝炎病毒具有表面抗原、e抗原和核心抗原,这些抗原与相应的抗体形成的免疫复合物可以导致肾小球疾病,主要为膜性肾病,也可以形成膜增生性肾小球肾炎以及系膜增生性肾小球肾炎和微小病变。古代文献对于本病的描述可见于"水肿""腰痛""胁痛""臌胀"等门类中。

### (二)临床表现

#### 1.症状与体征

本病发病率与乙型病毒性肝炎发病率平行,儿童多见,男女发病率约为4:1。肾病可在肝病数月、数年后发作,也可没有先驱肝病史。本病表现为无症状性蛋白尿和/或血尿。部分患者可发展为大量蛋白尿、低清蛋白血症、水肿、高脂血症。重症可出现急性肾炎综合征、肾衰竭。其症状与同类型的原发性肾小球肾炎相似,如水肿、乏力、腰膝酸痛、腹水、血尿、高血压、肾功能损害,少数患者可发展至肾衰竭。本病还可伴有肝炎症状,如食欲减退、胃肠功能紊乱、腹胀等,多数无肝炎症状。

#### 2.辅助检查

(1)尿常规检查。肾损害的早期发现是镜下血尿或蛋白尿。

(2)血清检查。①乙型肝炎病毒抗原检测:本病可呈阳性。②乙型肝炎病毒DNA检测:本病可呈阳性。

(3)肾脏活检。肾脏活检是肾小球疾病临床诊断的常规检查项目,病理检查可检出肾小球病的病理类型。

肾组织的乙型肝炎病毒抗原或乙型肝炎病毒 DNA 检测阳性,是诊断本病的重要依据。

## 二、病因病机

本病的致病内因是正气不足,外因是湿热疫毒,且湿热疫毒始终贯穿于本病之始终,这是本病发生发展及恶化的主要因素。外感、内伤、饮食、药物均可产生湿热,湿热侵犯人体多按上、中、下三焦传变。湿热蕴结,上犯伤肺,中侵伤脾,下注伤肾,进而耗气伤阴,加之精血亏虚,遂见肾阴虚;湿盛阳微或阴损及阳,最终可致肾阳虚或阴阳两虚。

### (一)病因

1.湿热酿毒,瘀滞肝胆

湿热邪毒从外来侵袭人体,蕴结中焦,遏伏气机,熏蒸肝胆,或内窜营血,邪随血藏于肝,热伏毒蕴,发生湿热酿毒,瘀滞肝胆。

2.湿热下注,壅滞肾脉

水为有形之湿,湿为无形之水。水湿之证常由肺、脾、肾等脏腑功能失调所致。水停湿滞,郁而化热,或脏腑本虚,湿热毒邪入侵,或热引动内湿,内外合邪而病湿热。若肾的气化功能失常,从胃摄入的水湿就会在体内聚集而成为致病之水湿,即《黄帝内经》所言"肾者,胃之关也。关门不利,故聚水而从其类也"。湿热一旦形成,外郁肌表,内困脾土,进而流注下焦,壅滞肾脉,三焦为湿热所滞,气机不畅,水液代谢受阻,诸病遂生。在下则见肾与膀胱气化功能受到影响和湿热蒸腾之症。

3.湿热致瘀,封藏失固

湿热证是湿中蕴热,蒸酿为患。因其湿性缠绵的特点,致使起病缓慢,病程较长。湿性黏滞、重浊,最易阻遏气机,妨碍血行。血流不畅,瘀血内生,热性炎上,伤阴损络,迫血外溢。湿热夹瘀阻滞肾脉,损伤肾络,络损血溢,肾失封藏,热则开泄,逼精外出,封藏失固,则可发生精血下泄。

4.湿热稽留,肾失开阖

湿热致病,病程缠绵,湿热型肾病因湿热毒邪常蕴于肾,损及肾脏,使其病变由实转虚,出现本虚标实,虚实并见的复杂局面。本虚以脾肾为主,主要是指脾肾亏虚,标实则以湿热邪毒壅阻三焦气机为著。正虚主要是肝肾阴虚,邪实主要是湿热疫毒,肾虚则气化无权,以致精微下泻。

**5.湿热伤肾,阴亏阳损**

湿热伤肾,肾虚则气化无权,封藏失职,以致精微下泻,病久不愈,出现阴亏阳损。一般而言,湿热燔灼,热重于湿,阴津受损;湿重于热,阳气受病,即"湿胜则阳微"。

**(二)病机**

本病初期为湿热蕴结于肝,下及于肾;中期湿热瘀毒互结;后期则致肝肾阴虚,或脾肾阳虚多见,病位主要在肝、脾、肾。

### 三、辨证治疗

**(一)湿热酿毒,瘀滞肝胆证**

**1.症状**

胁痛隐隐,时作时止,脘腹胀满,食欲缺乏,厌油腻,心烦欲呕,腹泻或便秘,口苦或淡,或伴寒热,或见黄疸,舌红,苔白腻或黄腻,脉滑数。

**2.治则**

清热祛湿,疏肝利胆,解毒化瘀。

**3.方药**

茵陈蒿汤合解毒活血汤加减。

**4.加减**

发热加柴胡;胁痛甚者加延胡索、川楝子;腹胀甚者加木香、枳实、厚朴;口渴加天花粉、知母;尿少加通草、滑石;苔厚腻加苍术、草豆蔻;尿蛋白甚者加芡实、山药、白花蛇舌草;血尿甚者加白茅根、大蓟、小蓟;肝功能不正常者加五味子、重楼。

**(二)湿热下注,壅滞肾脉证**

**1.症状**

面浮肢肿,胸痞腹胀,纳少,便溏,尿短混浊或尿频而有灼热感,小腹拘急,或发热严寒,身重酸痛,舌红,苔腻,脉滑数。

**2.治则**

清热祛湿,利尿通淋。

**3.方药**

四妙散合黄芩滑石汤加减。

**4.加减**

发热恶寒者加金银花、连翘;咽痛者加射干、马勃;尿频、尿急者加瞿麦、萹蓄;腰痛者加川牛膝、丹参;血尿者加白茅根、大蓟、小蓟;尿少而肿者加车前草、泽泻。

### (三)湿热致瘀,封藏失固证

**1.症状**

四肢水肿,小便短,大便秘结,纳呆脘闷,口干不饮,舌红紫,苔黄腻,脉滑数。

**2.治则**

清热利湿,化瘀通痹。

**3.方药**

萆薢分清饮加减。

**4.加减**

蛋白尿者加凤尾草、白花蛇舌草;血尿多者加大蓟、小蓟、仙鹤草、茜草根;肿甚者加商陆、赤小豆;便秘者加大黄、牵牛子。

### (四)湿热稽留,肾失开阖证

**1.症状**

水肿明显,腰以下尤甚,或伴胸腔积液、腹水及阴囊水肿,小便混浊,身倦乏力,脘痞腹胀,舌红苔黄腻或白腻,脉滑数。

**2.治则**

清热利湿,化气行水。

**3.方药**

茵陈五苓散加减。

**4.加减**

水肿甚或伴胸腔积液而正气不虚者改用疏凿饮子;若正气虚夹瘀夹湿夹热者可改用当归拈痛汤加减。

### (五)湿热伤肾,阴亏阳损证

**1.偏肾阴虚**

(1)症状:浮肿不明显,头晕眼花,倦怠乏力,腰膝酸软,口干咽燥,心烦失眠,低热盗汗,舌质暗红,苔少或无苔,脉细数无力。

(2)治则:滋阴渗湿。

(3)方药:知柏地黄丸加减。

(4)加减:心烦头晕者加枸杞子、菊花、蒺藜;腰痛者加桑寄生;尿短者加车前子、猪苓;喘促者加麦冬、五味子;两颊潮红者加阿胶、桑椹;口干舌燥,不思饮食者加玉竹、石斛、乌梅等。

2.偏肾阳虚

(1)症状:面浮身肿,按之凹陷难起,脘腹胀闷,腰膝酸软,畏寒肢冷,精神倦怠,面白少华,足跟疼痛,纳呆,便溏或下利清谷,小便清长或夜尿增多,男性性功能异常(遗精、早泄、阳痿)或女性月经失调。

(2)治则:温阳化湿。

(3)方药:济生肾气丸加减。

(4)加减:腰膝酸软者加桑寄生、独活;背冷、身体乏力者加人参、白术;脘痞纳呆者加生谷芽;尿少者加桂枝、青皮;小便清长者加锁阳、桑螵蛸;体虚易感冒者加黄芪、黄精;大量蛋白尿者合用五子衍宗丸。

**四、病案举隅**

患者,男,36岁。

初诊:2016年4月3日。

主诉:发现乙型肝炎相关性肾小球肾炎8年。

病史:患者2008年因乙型病毒性肝炎于他院住院治疗,入院查体时查尿常规,尿蛋白++++,潜血++++,行肾穿刺活检术,结果符合乙型肝炎相关性肾小球肾炎(轻度弥漫系膜增殖)。给予干扰素抗病毒及药物保肝降酶治疗3年,乙肝表面抗原转阴;谷丙转氨酶及谷草转氨酶活力均正常,停药5年间规律复查乙肝表面抗原为阴性,尿蛋白及尿潜血均波动在++~+++,24小时尿蛋白定量不详,未药物治疗。患者于2016年2月常规复查时发现乙肝表面抗原阳性,乙型肝炎病毒 DNA 定量为 4.34e+0.3;谷丙转氨酶为 50 U/L,谷草转氨酶为 40 U/L,血肌酐为 85 $\mu$mol/L;24小时尿蛋白定量为 2.217 g;尿常规为尿蛋白++,潜血++;肾脏彩超示双肾实质弥漫性损害声像图,双肾囊肿。检查未见双下肢水肿,主诉全身乏力,畏寒怕冷,手脚心热,口干口苦,晨起口黏,口中异味,纳眠可,夜尿2~3次,小便伴大量泡沫,大便每天1次,不成形,舌质红苔白腻,脉滑数。既往高血压病史8年余,未给予治疗,血压为20.0/14.7 kPa(150/110 mmHg)。

中医诊断:水肿(湿瘀互结证)。

西医诊断:乙型肝炎相关性肾小球肾炎。

治则:清热利湿活血。

处方:①给予口服缬沙坦 80 mg,每天1次控制血压。②中药首选茵陈赤小豆汤加减,处方如下。茵陈 15 g、瞿麦 12 g、赤小豆 15 g、苍术 15 g、白术 15 g、川牛膝 15 g、薏苡仁 30 g、赤芍 12 g、川芎 12 g、党参 15 g、连翘 12 g、生黄芪 30 g、当归 15 g、防风 6 g、山药 24 g、僵蚕 9 g、生甘草 6 g。15 剂,水煎服 200 mL,每天 1 剂,分早晚 2 次温服。

二诊、三诊:2016 年 5 月至 2016 年 8 月。患者主诉劳累后乏力,口中异味减轻,手足心热,口苦较重,纳少,食欲差,眠差,多梦易醒,小便泡沫较前减少,大便每天 1 次,不成形,通畅;检查见舌红苔薄白,边有齿痕,脉弦,查 24 小时尿蛋白定量 0.78~1.57 g。上方加石韦 30 g、白茅根 30 g、芡实 15 g、莲须 12 g、郁金 12 g、豆蔻 12 g。中药随症加减,每次 15 剂,用法同上。

四诊:2016 年 8 月 25 日。患者 1 周前感冒,无咳嗽咳痰,喜热饮,烦躁,乏力,手心易出汗,仍有口干口渴,舌黯苔薄白,边有齿痕,脉沉细,24 小时尿蛋白定量 1.08 g。上方去豆蔻,加桂枝 12 g、墨旱莲 15 g。15 剂,用法同上。

五诊、六诊:2016 年 9 月至 2016 年 12 月。症状较前均有好转,查 24 小时尿蛋白定量 0.53 g,中药上方去桂枝,加王不留行 15 g。中药随症加减,每次 15 剂,用法同上。

七诊:2016 年 12 月 26 日。患者主诉乏力,劳累后腰酸腰痛,时有晨起干呕,手心汗多,口干口渴,纳一般,眠多梦;检查见舌红苔白腻,脉滑,复查乙型肝炎病毒DNA 定量低于正常值下限,谷丙转氨酶及谷草转氨酶活力均正常,血肌酐为 81.1 μmol/L,24 小时尿蛋白定量为 0.428 g,以首诊(2016 年 4 月 3 日)方加茵陈 30 g,另加金钱草 15 g、车前子 15 g(包煎)、茯苓 15 g、枸杞子 15 g。15 剂,用法同上。

八诊:2017 年 1 月 19 日。患者未诉明显不适,症状较前均有好转,小便伴少量泡沫,夜尿 2 次,大便每天 1 次,不成形,舌黯苔白,24 小时尿蛋白定量 0.064 g。此后对该患者随访 1 年,中药随症加减,24 小时尿蛋白定量无明显波动,乙型肝炎病毒 DNA 定量、谷草转氨酶及谷丙转氨酶活力均在正常范围值之内,血压控制可,临床症状均有明显好转,已无明显不适。

## 按语

米老师认为患者素体偏虚,因嗜食肥甘厚味,酿湿生热,饮食不洁,致外感乙型肝炎病毒,邪毒蕴结下焦,精微下泄过多,脾肾两伤。脾虚则无力固护中气,肾虚则封藏失职,清浊相混,形成蛋白尿。因外感湿热邪毒而蕴于中焦,日久盘踞于肝,瘀毒形成,伤及肝阴,传至下焦,阴虚火旺,络损血溢;或脾肾气虚阳衰,气不摄血,可见镜下血尿。首诊时患者舌质红苔白腻,脉滑数,均为湿热内蕴之象,湿热蕴结于肝,郁而成毒,可见口干口苦,晨起口黏,口中异味,肝、脾、肾三脏俱损,肝肾阴虚可见手脚心热,日久脾肾阳衰,可表现为畏寒怕冷。予茵陈赤小豆汤加减 15 剂后,患者口中异味减轻,清利湿热瘀毒有效,手足心热,仍有阴虚火旺,且病久肝木失荣,肝火偏旺,瘀毒蕴结中焦,气耗无力推动,气化无权则易水湿内停,肝脾不和,横逆犯胃,运化失常,气血生化乏源,舌边见有齿痕,脾肾气虚,气不摄血。予上方加石韦 30 g、白茅根 30 g 以凉血止血、清热利尿;芡实 15 g、莲须 12 g 收敛除湿;郁金 12 g 行气解郁;豆蔻 12 g 温中行气、醒脾化湿。四诊前 1 周,患者又感受外感邪毒,正气不足,兼有外感,外邪入里化热,湿热伤阴,阴虚火旺,气阴耗损,可见烦躁,喜热饮,手心易出汗,舌黯苔薄白,脉沉细。上方去豆蔻,加桂枝 12 g 调和营卫,墨旱莲 15 g 养阴清热,提升机体免疫力。七诊时患者乙型肝炎病毒DNA 定量检测已转阴,但仍感乏力,时有晨起干呕,手心汗多,口干口渴,纳一般,眠多梦,舌红苔白腻,脉滑,湿为阴邪,其性黏滞而重浊,多缠绵难愈,故恢复期湿热之象仍较突出。方仍选茵陈赤小豆汤加减,较前方加大茵陈用量以清利肝胆湿热,车前子清热解毒利湿,茯苓健脾利水渗湿,枸杞子滋补肝肾。全方配伍严谨,增强养阴清热、化湿补肾之功,湿去热自清。

# 第七节　过敏性紫癜性肾炎

## 一、概述

### (一)定义

过敏性紫癜性肾炎是一组以机体变态反应所致的广泛性毛细血管炎为主要病理基础的临床综合征,包括特征性皮疹、腹部绞痛、关节痛及肾小球肾炎,有时还出现上消化道出血。由于过敏性紫癜患者 1/3 以上出现肾损害,其预后主要取决于肾脏病变的严重程度,因此将过敏性紫癜所引起的肾损害称为过敏性紫癜性肾炎。

中医学中无本病名称,根据其临床表现,可以将紫癜阶段(出血性皮疹)时的病症归于中医的"斑疹""瘀斑""肌衄""紫斑"或"葡萄疫"的范畴;有关节疼痛时,归于中医的"痹证";以腹部疼痛为主要症状时,归于中医的"腹痛"的范畴;当出现血尿,眼睑、肢体水肿等肾脏病变时,归于中医的"血尿""溺血"或"水肿"的范畴;病变日久,出现脏腑亏损、正气虚弱等一派虚证表现时,可归于中医的"虚劳"范畴。

### (二)临床表现

**1.症状**

(1)肾外表现:半数患者于发病前1～3周有上呼吸道感染,几乎所有病例都有特征的对称性出血性皮疹,开始时为荨麻疹样,随后变为高出皮肤的斑点状紫癜,较常见于下肢伸侧和臀部,皮疹可于几个月内反复出现。60%的患者有腹痛、便血;约30%患者有关节痛,特别是膝关节和踝关节;有些病例肾损害先于皮疹;成人胃肠道症状等全身性表现可不明显。

(2)肾损害表现:约40%患者有肾小球损害,多于紫癜后8周内出现。但也可发生于2年后,甚或在出疹以前。过敏性紫癜的肾损害的特征为血尿,可伴有轻度蛋白尿。

**2.体征**

皮疹发生在四肢远端、臀部及下腹部,多呈对称性分布,为出血性斑点,稍高于皮肤表面,皮疹可分批出现,严重者可融合成片;腹痛患者可有黑便或鲜血便;偶见鼻出血或咯血。

**3.辅助检查**

(1)尿:尿液检查可有轻重不一的血尿、蛋白尿和管型尿,多为低选择性。尿中有许多红细胞,或为肉眼血尿,蛋白尿及管型尿较轻,通常24小时尿蛋白不超过2 g。在肾脏损害严重者,尿中纤维蛋白降解产物明显增加。

(2)血:①血常规检查;②免疫学检查;③肾功能检查;④部分患者免疫复合物阳性;⑤红细胞沉降率明显增快;⑥毛细血管脆性试验阳性。

(3)皮肤活检:无论在皮疹部位或非皮疹部位,免疫荧光检查均可见毛细血管壁有IgA沉积。

(4)肾穿刺活检。

## 二、病因病机

### (一)病因

**1.外感风热**

风热之邪内侵,伤及营血而发斑,热毒内盛,血分炽热,络伤血溢,而致尿血、紫癜；或风热之邪与内蕴湿热下移肾与膀胱导致尿血、水肿。故疾病初期，多有外感风热症状，发病急，变化多，皮肤紫癜常伴瘙痒。紫癜早期，色多赤紫，鲜如锦纹，或伴有吐衄下血，皆属风热为患。初因热扰血络，外溢内渗，发为紫癜、尿血，日久则耗血伤气而成瘀。临床观察，本病不论辨证如何，因"离经之血为瘀血"，故都有不同程度的血瘀。血瘀气滞的结果则加重了本虚。

### 2.内伤本虚

风热之邪，内舍于肾，初多表现为肾虚血热，继因火热之邪耗气伤阴，导致气阴两虚，日久阴损及阳，以致脾肾两虚，气血双亏。脾失升清，肾失封藏，则蛋白等精微物质从尿中渗漏而出。本病的形成，多由于气阴亏损，正不胜邪，六淫之邪入侵，邪热入血，扰动血络，迫血妄行，外溢肌肤而发紫癜，内渗肾脏则见尿血。热盛血瘀是其主要原因。

### (二)病机

过敏性紫癜性肾炎发病之初，多有外感病史，其病机多为患者素有血热内蕴，复因外感、饮食、虫毒、药物或化学毒素等触动，风热相搏，灼伤血络，以致迫血妄行，外溢肌肤，内迫肠胃，甚者及肾，故有皮肤紫癜，腹痛频作，甚则便血、尿血等；久则伤及肾阴，致阴虚火旺，火热灼伤血络，伤及肾与膀胱血络，而见紫癜、尿血。因此可以认为，过敏性紫癜性肾炎之阴虚火旺既是温热病邪日久热耗津液的病理产物，又是继续引起紫癜、尿血的病因病机。久病失治误治，则可伤及脾肾，致脾肾两虚，脾气不足，则运化失职，水湿不运，肾气不足，则不能化气行水，导致膀胱气化失司，开阖不利，脾肾气虚，水湿泛滥则身肿，肾失开阖则尿闭，从而形成过敏性紫癜性肾炎的尿少、水肿等临床表现。

综上所述，过敏性紫癜性肾炎主要与肺、脾、肾三脏功能失常有关，尤与脾、肾两脏关系密切。即所谓"其标在肺，其本在肾，其制在脾"。风热内侵，血分伏热，瘀血阻滞及脾肾气血阴阳的失衡是本病的病机。

### 三、辨证治疗

过敏性紫癜性肾炎在临床上根据不同症状表现，辨证分析可以分为血热妄行证、阴虚火旺证和脾肾两虚证。

### (一)血热妄行证

### 1.症状

发热咽痛，皮肤紫癜，色红而密，关节疼痛，肉眼血尿或镜下血尿，舌质红，苔薄黄或黄腻,脉滑数。

2.治则

清热凉血,化斑解毒。

3.方药

犀角地黄汤合小蓟饮子加减。

4.加减

犀角以水牛角代之,剂量应加大。若兼皮肤瘙痒,可加防风、白鲜皮、蝉蜕等祛风止痒;若腹痛明显者,可加芍药甘草汤以缓急止痛;便血较重者,可加地榆炭以清热凉血止血;血尿明显者,可加白茅根以加强凉血止血之力。

**(二)阴虚火旺证**

1.症状

紫癜渐退,时有头晕腰酸,咽燥喉痛,足跟痛,五心烦热,镜下血尿,舌质红,苔薄黄或少苔,脉细数。

2.治则

滋阴补肾,凉血和络。

3.方药

知柏地黄丸合二至丸加减。

4.加减

阴虚甚者,可加炙龟甲以滋补阴液;血热偏甚者,可加紫草、赤芍以凉血化瘀;尿血重者,可加白茅、茜草、仙鹤草以凉血止血。

**(三)脾肾两虚证**

1.症状

紫癜消退,面色萎黄,神倦无力,食欲缺乏,便溏,尿蛋白较多,可有少尿、水肿、腰酸,舌质淡,边有齿痕,苔薄白,脉沉缓无力。

2.治则

温阳健脾,化气行水。

3.方药

真武汤合补中益气汤加减。

4.加减

尿蛋白过多者,可加菟丝子、山茱萸、桑螵蛸、金樱子等以补肾固摄;血清蛋白低者,可加鹿角胶等血肉有情之品以滋阴助阳,补气养血;水肿明显者,可加车前子、大腹皮、薏苡仁等化湿行水。

## 四、病案举隅

患者，女，65岁。

初诊：2013年4月5日。

主诉：小便泡沫增多，加重1周。

病史：患者小便泡沫多，夜间脚心发热，偶有盗汗，舌红苔黄，脉弦。既往有高血压病史20余年，2009年和2011年曾出现过敏性紫癜，尿蛋白＋，经治疗后好转。门诊检查，血压为21.3/9.3 kPa(160/70 mmHg)，查尿常规沉渣，尿蛋白＋＋，潜血＋＋＋，白细胞＋。

中医诊断：尿浊病（阴虚火旺证）。

西医诊断：①过敏性紫癜性肾炎；②高血压病。

治则：滋阴清热。

处方：莲须30 g、金银花30 g、生地黄15 g、牡丹皮10 g、赤芍15 g、黄芩12 g、藕节炭20 g、小蓟20 g、栀子10 g、紫草10 g、水牛角20 g、甘草6 g，7剂，水煎服。

二诊：2013年4月12日。患者盗汗症状消失，偶有夜间脚心发热，小便泡沫减少，舌质红苔黄，脉细弦，尿常规检查：蛋白＋，潜血＋＋。血压为19.5/10.7 kPa(146/80 mmHg)。上方加薏苡仁30 g、通草6 g，继7剂，水煎服。

三诊：2013年4月19日。患者小便泡沫明显减少，无明显不适症状，查尿常规：尿蛋白±，潜血＋。上方改藕节炭30 g，加白茅根30 g。继5剂，水煎服。随访患者症状明显好转，小便偶见轻微泡沫。

### 按语

从中医辨证而言，患者夜间脚心发热，偶有盗汗，这些症状提示患者有阴虚发热的情况。从舌苔脉象上看，患者舌红苔黄，脉弦，提示患者有心肝火旺的情形。针对这些症状，采用固肾益精、滋阴清热之法，重用莲须益肾固脱，涩精止遗；金银花轻清宣散，气血两清；生地黄壮肾水，凉血清热，生津养阴；牡丹皮善泻血中伏火，活血散瘀，清热凉血；赤芍入肝经行肝血，凉血活血；黄芩苦寒下泄，凉血解毒；栀子泻三焦之火，清热利湿，导火热之邪从小便解；紫草活血解毒，清热凉血。水牛角清营凉血方组方有3个特点，一者以固涩药，补肾固精以治本；二者滋阴与清热相伍，补阴血以制虚火；三者凉血与活血相伍，无凉留伏瘀之弊。另外针对患者伴有尿潜血阳性，随辅以藕节炭、小蓟，止血药与活血药共用，血止而不留瘀。纵观全方,清补两顾,补中有泻,固精清热养阴并用,活血药与止血药共用,构成补泻兼施,标本两顾之良剂。

# 第八节 狼疮性肾炎

## 一、概述

### (一)定义

狼疮性肾炎是以肾脏损害为主要表现的系统性红斑狼疮,是一种累及多系统、多器官的具有多种自身抗体的自身免疫性疾病,并有明显的免疫紊乱。系统性红斑狼疮患者35%～90%有累及肾脏的临床表现,如蛋白尿、管型尿、肾小管和肾小球滤过功能的变化。肾脏受累表现与肾外器官受累表现可不平行,有些患者肾外表现(特别是发热、皮疹等)明显而肾脏受累较轻;有些患者则有明显的肾病综合征或肾功能损害却无明显的多系统受累。根据一般病理检查,狼疮性肾炎肾脏受累者约占90%,加上电子显微镜及免疫荧光检查,则几乎所有狼疮性肾炎均有程度不同的肾脏病变,肾脏病变程度直接影响狼疮性肾炎的预后。随着糖皮质激素及细胞毒性药物的应用,本病的预后已有了很大的改变,但肾脏受累及进行性肾功能损害仍是本病主要的死亡原因之一。

中医文献中虽无狼疮性肾炎这一名称,但可以找到类似狼疮性肾炎临床表现的一些病症。本病可归属中医的"阴阳毒""温毒发斑""水肿""腰痛""热痹""虚劳"范畴。若以皮肤损害为主时,如《金匮要略》中的"阴阳毒"、温病的"温毒发斑""阳毒发斑";以水肿为主时,如《素问·水热穴论》曰:"勇而劳甚,则肾汗出,肾汗出逢于风,内不得入脏腑,外不得越于皮肤,客于玄府,行于表里,传为胕肿,本之于肾,名曰风水。"

### (二)临床表现

1.症状

(1)肾脏受损的表现:约70%的患者有不同程度的肾脏损害临床表现。肾脏的累及症状几乎包括肾小球、肾小管间质和肾血管损害。由于病理过程是多样的,所以临床表现亦呈多种类型。狼疮性肾炎起病可隐袭也可急骤,病程一般较长,有或无自觉症状,可以肾损害为唯一的临床表现。水肿是常见的临床体征,也往往是患者就诊的主要原因。夜尿增多是早期症状之一,反映尿浓缩功能障碍。部分患者就诊时有不同程度的肾功能减退。根据临床表现可分为7种类型。

轻型:轻型肾脏受损占30%~50%。无症状,无水肿,血压正常。肾功能正常,仅有尿检查异常,表现为尿常规蛋白定性少于"++"或阴性,24小时尿蛋白定量少于1g,常有镜下血尿及红细胞管型。病理改变多属系膜增生型或局灶节段型。此类患者预后良好,大多数患者肾脏病变不发展,极少数患者可能会转化为更严重的类型。

肾病综合征型:约40%的患者以肾病综合征的形式起病,占肾病综合征的6%~10%。狼疮性肾炎的肾病综合征有两种表现形式:①单纯肾病综合征,表现为大量蛋白尿、低蛋白血症及水肿,但血胆固醇常不升高,有时尿中有少量红细胞。此型病理多属膜型,病变过程缓慢,全身狼疮表现亦不活跃。②肾病综合征伴明显的肾炎综合征,有血尿、高血压、肾功能损害,常伴明显的全身性活动性狼疮表现。病变进展快,若未经治疗,大部分于2年内发展至肾衰竭,但经积极强化治疗则可改善预后。

慢性肾炎型:慢性肾炎型肾脏损害病理改变多为弥漫增生型,预后差。患者表现为不同程度的高血压、蛋白尿,尿沉渣中有大量红细胞及管型,可有肾功能损害甚至肾衰竭。

急性肾衰竭型:急性肾衰竭型肾脏损害常为上述肾脏综合征型或轻型转化而来,病理呈新月体性肾小球肾炎、严重弥漫增生、伴血管病变及肾小管间质炎症。患者可于短时间内出现少尿性急性肾衰竭,常伴全身性系统性活动病变表现。

肾小管损害型:此型肾脏损害表现为肾小管酸中毒伴肾钙化、结石、尿镁丢失等时,应考虑本型的可能性。

抗磷脂抗体型:抗磷脂抗体型肾脏损害表现为抗磷脂抗体阳性,临床上主要表现为大动脉血栓栓塞、小动脉血栓栓塞、大静脉血栓栓塞、小静脉血栓栓塞、血小板计数减低、流产倾向。

临床"寂静"型:临床"寂静"型肾脏损害临床症状及体征均无肾脏受累表现,尿常规化验阴性,但病理阳性。

(2)全身表现:狼疮性肾炎病变可累及全身多个脏器,包括胸膜、心包膜、关节、皮肤、心肌、心瓣膜、肺、胃肠道、血液、肝、肾和中枢神经系统等。临床表现多种多样,既可仅仅表现为实验室检查阳性,而无明显症状,又可表现为凶险的暴发型。①一般症状:包括全身乏力,体重下降,发热,热型不定等。②皮肤、黏膜病变:皮肤损害最常见于皮肤暴露部位。面部蝶形红斑或盘状红斑,病变局限在双侧面颊和鼻梁处,呈轻度的水肿性红斑,可有毛细血管扩张和鳞屑,重度渗出性炎症时可有水泡和痂皮,红斑消退后一般不留瘢痕及色素沉着。网状青斑是血管炎的特征。此外,还可见脱发,荨麻疹,手掌、指、指甲周红斑,紫癜,反复复发的口腔溃疡等。③关节和肌肉病变:关节疼痛常发生于四肢小关节,部分患者有肌肉痛。④心血管病变:少数活动期患者可出现心包炎,但一般短暂而轻微。尚有部分患者可出现心肌炎、雷诺现象。⑤肺和胸膜病变:部分患者可发生胸膜炎。少数患者可有狼疮性肺炎。⑥血液系统病变:可出现正细胞正色素性贫血,白细胞计数、淋巴细胞计数下降,部分患者有淋巴结肿大。⑦胃肠道病变:可有腹痛,可能与血管炎引起腹腔脏器病变有关。部分患者可见肝、脾大,少数患者有腹水。⑧神经系统病变:神经系统病变临床表现复杂多样,轻重不一。可表现为精神异常如抑郁、精神错乱等。其他还可见癫痫、偏头痛、外周神经炎等。

2.体征

(1)常见面部有红斑、弥漫性斑丘疹、盘状红斑样皮肤损害。

(2)可出现皮肤血管炎性病变(皮下结节、溃疡、皮肤或手指坏死等)、光敏感、荨麻疹、多形红斑、眼睑水肿、扁平苔藓样变和皮脂炎等。

(3)可出现水肿,胸腔积液,腹水,高血压,肝、脾大,关节红肿等。

3.辅助检查

(1)尿液检查:尿液成分变化是狼疮性肾炎重要的实验室证据,其变化多样,包括由单纯蛋白尿到重度蛋白尿伴明显肾炎样尿改变,如血尿、管型尿等。

(2)一般血液学检查:血白细胞计数降低,80%患者有中度贫血,呈正细胞正色素性贫血,血小板计数减少,红细胞沉降率明显增快。血浆清蛋白降低,丙种球蛋白升高,可出现冷球蛋白血症。纤维蛋白降解产物及 $\beta_2$-微球蛋白含量可正常或升高,肾功能正常或下降。

(3)皮肤狼疮带试验:皮肤活检做免疫荧光检查,可见表皮与真皮交界处颗粒状免疫球蛋白和补体成分颗粒状或线状沉积带。在活动性狼疮性肾炎的皮肤病变处阳性率为90%,但特异性较差;而非病损处(腕上伸侧外表正常的皮肤)阳性率约60%,但特异性达80%以上。对无肾外表现的狼疮性肾炎鉴别诊断有困难时,本试验有重要意义。

(4)肾活检:可以确定狼疮性肾炎病理改变类型,对诊断、指导治疗和评估预后有着积极意义,有条件时尽量开展。

## 二、病因病机

### (一)病因

**1.外因**

外感湿热毒邪(如病毒感染、日光紫外线辐射、饮食不当、进食易致敏物质等)是导致本病发生的外部条件。

**2.内因**

多属禀赋不足,素体虚弱,肝肾亏损,气阴两虚,络脉瘀阻。中医认为,本病的发生,是由内外因综合所致,符合伏气温病的发病特点。强调素体肝肾阴亏、体质薄弱、阴虚内热是发病的内在因素;后天感染湿热毒邪、烈日曝晒、情志激惹、过度疲劳、妇女经产、饮食不节等为诱发或加重因素。正如柳宝诒《温热逢源·伏温化热郁于少阴不达于阳》所说:"其伤人也,本因肾气之虚,始得入而据之。"

### (二)病机

素体阴虚,邪热内伏,客邪再至,适逢诱因,内外相引,故而发病。湿热毒邪内舍营血,盘踞阴分,深伏下焦肝肾,使阴津愈耗,正气愈亏,则毒邪猖獗,灼津炼液,耗血动血,化毒化瘀,毒瘀交结,阻滞脉络,内熏脏腑,外溢肌肤,变证丛生。其临床证候可归纳为"阴虚""热炽""毒盛""血瘀"等方面的病理变化。阴虚火旺,热毒炽盛,一为虚火,一为实火,二者同气相求,肆虐不已,戕害脏腑,损伤气血,随着病情的迁延和病程的推移,可渐致气血亏虚,从而显现出正虚邪实、虚实夹杂的复杂病机。若邪热耗气灼津,阴液亏耗,正气损伤,则可呈现气阴两虚之征象。后期则常因久病不愈,阴损及阳,致阳气衰微或阴阳两虚。正愈虚则邪愈横,邪愈盛则正愈耗,互为因果,形成恶性循环,终致本虚标实,虚实夹杂,缠绵难愈的基本病理变化。

**1.热毒炽盛**

急性发作期以热毒炽盛为主,多表现为阳热燔灼,邪毒内扰之象;热伤血络,迫血妄行,致血溢脉外而为瘀血,则见皮肤红斑。

**2.阴虚火旺**

邪热伤阴则可导致阴虚火旺,虚火灼伤脉络,血溢脉外可见皮肤红斑、血尿等。

3.瘀血内阻

瘀血是伴随本病而产生的病理产物,并作为继发性致病因素而进一步影响本病的发展。本病导致血瘀的因素较多,如初期热毒炽盛,损伤血脉,迫血妄行,致血溢脉外而为瘀血,后期则常可因阴虚、气阴两虚致瘀血。阴虚则血中津少,血液黏稠难行;气虚则推动无力,血行迟缓。其他如痰浊内阻、水湿内停等,均可阻滞血液运行而致瘀血,瘀血阻络,可发为腰痛;"血不利则为水",瘀血内停,亦可发为水肿;脏腑虚损,精微外泄,可见蛋白尿等。

### 三、辨证治疗

本病当以阴阳、虚实为辨证大纲。正虚以阴虚最为重要,邪毒以热毒最为关键。早期邪毒炽盛,治疗总以清热解毒、祛邪安正为则;后期阳气衰微或阴阳两虚,则当益气固本、扶正补虚为要。早期和急性期不宜温燥,中、后期不可过投苦寒,以免戕伐胃气,而应了甘润甘温为宜。对瘀血、痰浊、水湿等兼夹证候,又应详查细辨,随证施治。

#### (一)热毒炽盛证

1.症状

壮热口渴,烦躁,全身乏力,关节疼痛,肌肤发斑,颜色紫红,衄血,尿血,大便干结,神昏谵语,舌质红润、红绛或紫暗,苔黄腻或黄干,脉弦数等。

2.治则

清热凉血,解毒消斑。

3.方药

犀角地黄汤合五味消毒饮加减。

4.加减

犀角以水牛角代之。若神昏谵语,可选用安宫牛黄丸、安脑丸、清开灵等以清热解毒,开窍醒神;抽搐,可酌加羚羊角粉、钩藤、白僵蚕、地龙等以解痉息风;关节红肿者,可用宣痹汤去半夏、赤小豆、金银花,加忍冬藤、桑枝以利湿通络,宣痹止痛;若斑色紫黑者,可加大青叶、玄参、丹参以增强解毒活血之功;衄血者加白茅根、侧柏叶、牛膝;尿血者加小蓟、白茅根。

#### (二)肝肾阴虚证

1.症状

两目干涩,五心烦热,咽干口燥,发脱齿摇,腰膝酸软或疼痛,长期低热,颧红盗汗,头晕耳鸣,溲赤便结,舌嫩红苔少或光剥,脉细数。

**2.治则**

滋阴清热,补益肝肾。

**3.方药**

左归丸加减。

**4.加减**

若阴虚火旺而见尿热、血尿者,可改用知柏地黄汤加茜草、白茅根、仙鹤草、侧柏叶、大蓟、小蓟等以清热、凉血止血;若阴虚阳亢而头晕耳鸣等,可去鹿角胶、菟丝子,加天麻、钩藤平肝潜阳;若伴水肿者,可加泽泻、茯苓、猪苓。

### (三)脾肾气(阳)虚证

**1.症状**

眼睑或全身水肿,腰以下肿甚,倦怠懒言,甚则畏寒肢冷,腰膝酸软,纳少,腹胀便溏,小便短少不利,舌质淡或淡胖有齿痕,苔白腻,脉沉迟细。

**2.治则**

益气健脾,温肾助阳。

**3.方药**

济生肾气丸合四君子汤加减。

**4.加减**

若水肿明显偏脾阳虚者,以实脾饮为主加减,偏肾阳虚者以真武汤加牛膝、车前子等;若阳虚不明显去附子、肉桂等大辛大热之品,而以补中益气汤为主加金樱子、菟丝子、补骨脂等;伴有胸腔积液而咳逆上气不能平卧者,可加葶苈大枣泻肺汤,泻肺行水,下气平喘;若伴腹水者,可加用五皮饮以利其水。

### (四)气阴两虚证

**1.症状**

心悸气短,胸闷头晕乏力,心烦不寐,五心烦热,盗汗冒汗,低热口干,舌红少津,脉细或结代。

**2.治则**

益气养阴。

**3.方药**

参芪地黄汤加减。

**4.加减**

如兼瘀血可加丹参、泽兰、益母草;尿少水肿者可加车前子、茯苓等;若口干咽燥、干咳少痰、小便短赤、大便干者,可改用人参固本丸加减;若肾气虚甚者,可加菟丝子、覆盆子等以养肾气。

**四、病案举隅**

患者,女,52岁。

初诊:2018年1月10日。

主诉:血尿伴间断发热7个月。

病史:患者血尿伴间断发热7个月,当地医院查血肌酐114 $\mu mol/L$,尿素氮10.26 mmol/L,尿潜血+++,尿蛋白+,镜下红细胞26/HPF,24小时尿蛋白定量1 470 mg,抗双链DNA、抗核抗体、抗核小体抗体、抗SSA抗体阳性,补体$C_3$为0.2 g/L,补体$C_4$<0.07 g/L。肾活检病理示"狼疮性肾炎(Ⅳ型)"。予口服甲泼尼龙片48 mg,每天1次,联合环磷酰胺50 mg,每天2次,规律减量。现为求中医治疗来诊。刻下症为双目干涩疼痛,视物模糊,易汗出烦躁,头晕心悸,耳鸣;身微热,午后热甚,体温最高38 ℃;口腔溃疡,面部红斑,双下肢散在紫斑;纳呆,眠差;舌暗边有瘀斑,苔薄腻,脉弦细。系统性红斑狼疮疾病活动度评分13分(黏膜溃疡、低补体、发热、抗双链DNA抗体阳性、血尿、蛋白尿)。既往无糖尿病、高血压、冠状动脉粥样硬化性心脏病等慢性病史。

中医诊断:肾脏风毒(风热瘀毒,阴虚气郁证)。

西医诊断:狼疮性肾炎Ⅳ型。

治则:祛风透热,滋阴疏肝。

处方:①环磷酰胺50 mg,每天2次,联合甲泼尼龙片28 mg,每天1次。②桑叶30 g、桑枝30 g、白菊花10 g、炒栀子10 g、牡丹皮15 g、生地黄30 g、酒大黄10 g、贯叶金丝桃30 g、炒枣仁50 g、五味子10 g、麦冬10 g、天麻15 g、珍珠母30 g、墨旱莲30 g、地龙10 g。21剂,每天1剂,水煎服,分2次服用。嘱限水,低盐、低脂、优质低蛋白饮食。

二诊:2018年1月31日。诉服完上方后,睡眠、心烦好转,身无热,纳呆仍有。舌暗,瘀减斑淡,苔薄腻,脉沉细。血肌酐65 $\mu mol/L$,尿素氮6.02 mmol/L,红细胞沉降率14 mm/h,抗双链DNA阴性、抗SSA抗体阴性,抗核抗体弱阳性,尿蛋白−,尿潜血+++,镜下红细胞16/HPF,24小时尿蛋白定量160 mg。系统性红斑狼疮疾病活动度评分4分(血尿)。给予上方加刺五加20 g、菟丝子15 g、生黄芪30 g、香橼10 g、佛手10 g、葛根30 g。21剂,每天1剂,水煎,分2次服用。西药用环磷酰胺50 mg,每天2次,联合甲泼尼龙片28 mg,每天1次。

此后规律复诊，目前甲泼尼龙片减至 4 mg，每天 1 次，联合羟氯喹 0.2 g，每天 1 次，以维持治疗，2 年未复发。血肌酐波动在 52～65 μmol/L，尿素氮波动在 4.00～6.02 mmol/L，24 小时尿蛋白定量波动在 20～160 mg，红细胞沉降率波动在 10～20 mm/h，尿蛋白－～±，尿潜血±～＋＋。

### 按|语|

该患者确诊狼疮性肾炎Ⅳ型活动期，平素性急，肝郁化火，加之外风入里，干扰真水、相火，热毒耗伤阴精，所谓"肾脱阴虚，火入膀胱腑而为溺血也"，故血尿难愈。治以祛风透热，滋阴疏肝，桑菊饮合大黄牡丹皮汤加减。该方桑叶、菊花疏风清热，桑枝祛风通利关节，牡丹皮、栀子清热凉血，生地黄滋阴凉血，酒大黄通腑化瘀，贯叶金丝桃疏肝解郁，炒枣仁滋阴养肝，麦冬、五味子清热养心，天麻、珍珠母平肝抑阳，墨旱莲补益肝肾，地龙活血祛风通络。而后二诊转为缓解期，在前方基础上加味，加香橼、佛手疏肝理气，葛根清热生津，生黄芪固表补中，刺五加补肾益气，菟丝子温阳补肾，诸药共用，以助激素减量，抑制狼疮性肾炎活动，减轻肾损伤。

## 第九节 抗中性粒细胞胞质抗体相关性肾炎

### 一、概述

#### (一)定义

抗中性粒细胞胞质抗体(anti-neutrophil cytoplasmic antibody，ANCA)相关血管炎是由 ANCA 介导的以小血管壁炎症和纤维素坏死为主要表现的一类系统性疾病，临床包括微型多血管炎、肉芽肿性多血管炎和嗜酸性肉芽肿性多血管炎。ANCA 相关血管炎可导致多脏器受损及功能障碍，最常累及肾脏和肺。ANCA 相关血管炎导致的肾脏损害称之为 ANCA 相关性肾炎。

传统中医学无"ANCA 相关性肾炎"病名，但根据临床证候，可将其归于"尿血""水肿""关格""癃闭""虚劳"。

### (二)临床表现

#### 1.肾脏表现

ANCA 相关血管炎肾脏受累非常常见,活动期多表现为镜下或肉眼血尿、蛋白尿、肾功能下降,半数以上表现为急进性肾小球肾炎。典型病理表现是寡免疫节段坏死性新月体肾炎,少数可见肾小动脉呈纤维素样坏死。

#### 2.肾外表现

肾外表现常有发热、疲乏、皮疹、关节痛、体重下降、肌肉疼痛等非特异性症状。较为常见的肾外受累器官为肺、皮肤、关节等。微型多血管炎患者更容易出现肺间质纤维化,肺部病变常有咳嗽、痰中带血甚至咯血,严重者出现呼吸衰竭,危及生命。肉芽肿性多血管炎患者更容易出现耳、鼻、咽喉、眼部受累。哮喘和嗜酸粒细胞增多是嗜酸性肉芽肿性多血管炎的临床特征。

#### 3.辅助检查

ANCA 是原发性小血管炎诊断、监测疾病活动和预测疾病复发的重要指标,特异性和敏感性均较好。ANCA 是一组以中性粒细胞和单核细胞的胞质成分为靶抗原的抗体总称。胞浆型 ANCA 的主要靶抗原是蛋白酶 3,环核型 ANCA 的主要靶抗原是髓过氧化物酶。ANCA 相关血管炎患者在活动期常有红细胞沉降率加快,C 反应蛋白阳性,血常规检查常有白细胞计数和血小板计数增高,正细胞正色素性贫血,补体 $C_3$ 多为正常或轻度下降。

目前公认用来判断 ANCA 相关血管炎全身病情活动的临床指标是伯明翰血管炎活动度评分。伯明翰血管炎活动度评分分值越高,表明疾病越处于活动状态,同时提示预后越差。

## 二、病因病机

### (一)病因

#### 1.内因

(1)禀赋不足:先天禀赋不足,气血亏虚,卫外不固,外邪侵袭,脉络受损。

(2)劳逸不当:劳逸过度,将息失调,精气亏损,卫外不固,外邪乘虚而入。

(3)久病体虚:老年体虚,肝肾不足,或久病气血不足,腠理空虚,易感外邪。

#### 2.外因

(1)外感毒热之邪:邪袭血脉,瘀血内停,气机郁滞,不通则痛,内扰肾络,精微物质外泄。

(2)外感风湿之邪:风湿之邪壅于血络,痹阻气机,内扰肾络,精微不固。

### (二)病机

本病的病位在血络,基本病理是络脉阻滞,病机特点是本虚邪实。邪气袭络,使热毒、湿热、血瘀、痰湿等诸邪壅滞于血络之中,阻碍气血运行、津液输布。肾络受阻,肾虚不固,则精微下泄。诸邪迫血妄行,血溢脉外,则出现血尿。热毒伤肾,肾失开阖,出现水肿。血痹日久,导致全身气血津液运行失常,脏腑功能失调,正气亏虚,可见多脏腑的异常症状。于肾而言,则阴阳失调,浊毒内停,可出现小便不通、呕恶之关格危象。

## 三、辨证治疗

### (一)热毒炽盛证

**1.症状**

高热,烦躁口渴,关节疼痛,皮肤可出现瘀点、瘀斑,甚则神昏谵语,抽搐。肢体浮肿,或见吐血,衄血,尿血,蛋白尿,口干便秘。舌红,苔黄腻,脉洪数或滑数。

**2.治则**

清热解毒,凉血止血。

**3.方药**

犀角地黄汤加减。

**4.加减**

犀角以水牛角代之。气血亏虚者,加用黄芪、当归、白术、山药、山茱萸等以补气生血摄血;兼咳嗽咯血者,加用旋覆花、赭石等以降逆平冲止血;尿血者,加藕节炭、地榆炭、大蓟、小蓟凉血和止血。

### (二)风湿内扰证

**1.症状**

尿多泡沫(24 小时尿蛋白定量≥1.0 g,或兼有多形性红细胞尿),或 24 小时尿蛋白定量在 0.5~1.0 g,但肾病理出现肾小球内弥漫性细胞增生(内皮细胞和系膜细胞)、细胞性新月体、节段性毛细血管袢坏死、白金耳、肾间质单核细胞浸润等。可见水肿,腰困、重、痛,关节/肌肉肿痛、酸楚,皮肤斑疹,恶风发热。脉细滑或弦,舌苔薄腻。

**2.治则**

祛风化湿。

**3.方药**

防己黄芪汤加减。

4.加减

水肿明显者,加泽泻、车前草、猪苓利水消肿;瘀血明显者,加积雪草、莪术活血消癥。

### (三)阴虚内热证

1.症状

低热咽干,颜面潮红,关节隐痛,腰酸乏力,手足心热,颧红盗汗,浮肿渐退,血尿久久不消。舌红,少苔,脉细数。

2.治则

滋阴降火。

3.方药

知柏地黄汤合二至丸加减。

4.加减

伴头晕、头痛者,加天麻、石决明平抑肝阳;尿血较重者,加仙鹤草、茜草止血;口干、五心烦热者,加玄参、金银花、蒲公英;心悸、气短者,加五味子。

### (四)气血不足证

1.症状

倦怠乏力,腰膝酸软,心悸心慌,蛋白尿,血尿,舌质淡,苔薄白,脉细弱。

2.治则

健脾益气。

3.方药

黄芪四君子汤合水陆二仙丹加减。

4.加减

纳呆食少者,加炒谷芽、炒麦芽健脾开胃消积;大便溏薄者,加木香、诃子等健脾燥湿止泻。

### (五)脾肾阳虚证

1.症状

神疲乏力,纳呆、腹胀,腰膝酸软,畏寒肢冷,下肢水肿,蛋白尿及血尿久久不消,肾功能衰退,舌质淡,苔白,脉沉。

2.治则

温补脾肾,调气活血。

3.方药

参苓白术散加淫羊藿、杜仲加减。

4.加减

肾络瘀痹者,加三七粉、地龙、积雪草等;腰膝酸软者,加川续断、狗脊,以强腰膝。

### (六)络脉瘀阻证

1.症状

手指紫黯,遇冷尤甚,面色灰滞,腰酸腰痛,疼痛点固定,持续镜下血尿,舌黯苔白,脉细涩。

2.治则

养血活血通络。

3.方药

桃红四物汤加减。

4.加减

气虚者,加黄芪、党参;阴虚者,加知母、青蒿、二至丸;络脉之瘀较为顽固者,选用三棱、莪术等破血之力较强的药物,或地龙、僵蚕等虫类药。

### 四、病案举隅

患者,女,57 岁。

初诊:2021 年 11 月 1 日。

主诉:乏力,食欲不振 1 月。

病史:患者既往体健,因乏力,食欲不振 1 个月就诊于保健科。患者入院前 1 个月受凉后出现乏力,食欲不振,咳嗽,咳痰带血,于外院就诊,查血常规,白细胞 $13.6 \times 10^9$/L,红细胞 $3.32 \times 10^{12}$/L,血红蛋白 $10^4$ g/L;查肾功能,尿素氮 4.7 mmol/L,肌酐 63 $\mu$mol/L;胸部 CT 右肺下叶炎症表现,双肺小结节,双肺纤维灶,冠状动脉钙化,心包少量积液,肺动脉略宽。给予抗感染、抑酸护胃等治疗,咳嗽减轻,未再咳血。仍有乏力纳少,遂来就诊。入院时患者倦怠乏力,纳呆、腹胀,恶心、干呕,神志淡漠,善哭易怒,双膝关节痛,无水肿,无咳嗽咳痰,眠差,尿量每天约 600 mL,大便 2 天未行。舌淡红,苔薄黄腻,脉细滑。体温 36.6 ℃,脉搏 88 次/分,呼吸 20 次/分,血压 14.9/9.7 kPa(112/73 mmHg),无阳性体征。化验检查血红蛋白 63 g/L,尿素 43.36 mmol/L,血肌酐 913 $\mu$mol/L,尿酸 622 $\mu$mol/L,血钾 5.68 mmol/L,清蛋白 27.1 g/L,C 反应蛋白 127 mg/L,红细胞沉降率 152 mm/h。

查尿常规,尿蛋白＋,红细胞 211.2/μL,白细胞 58/μL。ANCA:蛋白酶 3 为 47.03 U/mL,髓过氧化物酶为 61.54 U/mL,胸部 CT 为右下肺多发高密度、双肺散在类结节。

中医诊断:肾衰病(脾肾亏虚,浊毒内蕴证)。

西医诊断:ANCA 相关性肾炎。

治则:清热化痰,健脾和胃。

处方:①营养支持基础上予双重血浆置换 6 次,间断血液滤过,甲泼尼龙＋环磷酰胺冲击治疗,续以泼尼松 50 mg 每天 1 次,排除禁忌后给予利妥昔单抗 600 mg。②方选黄连温胆汤加减。黄连 9 g、半夏 9 g、竹茹 12 g、枳实 9 g、陈皮 9 g、甘草 3 g、茯苓 10 g、柴胡 12 g、白芍 12 g、石菖蒲 12 g,水煎服,每天 1 剂。

二诊:2021 年 11 月 15 日。患者腹胀减轻,食欲改善,感乏力,口干口渴,手足心热,心烦,失眠,活动后心悸,尿量每天约 800 mL,大便每天 1 次。舌尖红,苔薄白,脉细数。

治则:滋阴降火。

处方:方选知柏地黄汤合生脉散加减。知母 10 g、黄柏 9 g、生地黄 20 g、熟地黄 20 g、山药 15 g、山茱萸 12 g、茯苓 15 g、牡丹皮 12 g、川牛膝 15 g、葛根 20 g、丹参 15 g、白芍 15 g、柴胡 15 g、太子参 30 g、麦冬 15 g、炒枣仁 15 g、莲子 15 g、竹叶 9 g,水煎服,每天 1 剂。

三诊:2021 年 11 月 24 日。患者乏力,双下肢轻度浮肿,偶有心悸,心烦失眠,尿量每天约 1 500 mL,大便正常。1 周未透析。舌淡红,苔薄白,脉沉细。ANCA:蛋白酶 3 为 31.43 U/mL,髓过氧化物酶转阴。红细胞沉降率下降为 76 mm/h。尿素 20.17 mmol/L,肌酐 250 μmol/L,血红蛋白 114 g/L。

处方:太子参 30 g、黄芪 15 g、熟地黄 20 g、柴胡 15 g、白芍 15 g、茯苓 15 g、牡丹皮 12 g、石韦 15 g、莲子 15 g、炒枣仁 15 g、石菖蒲 12 g、甘草 6 g,水煎服,每天 1 剂,带中药出院。

四诊:2022 年 1 月 20 日。乏力减轻,轻度水肿,烦躁,失眠,泼尼松每天 22.5 mg 口服。舌淡红,苔薄白,脉沉。血肌酐 172 μmol/L,红细胞沉降率 27 mm/h,蛋白酶 3 为 3.83 U/mL,髓过氧化物酶 1.73 U/mL,24 小时尿蛋白定量 3.32 g。尿蛋白＋＋,红细胞 10.56/μL,B 细胞 0/μL。上方加合欢皮 15 g 水煎服,每天 1 剂。

五诊:2022 年 3 月 7 日。乏力,无水肿,活动后心慌,纳眠可。肌酐 148 μmol/L,红细胞沉降率 23 mm/h,血红蛋白 85 g/L,24 小时蛋白定量 1.34 g,尿常规蛋白＋＋,

红细胞—,B 细胞 280.19/μL。

处方:党参 30 g、黄芪 15 g、熟地黄 20 g、柴胡 15 g、白芍 15 g、茯苓 15 g、牡丹皮 12 g、石韦 15 g、炒白术 9 g、菟丝子 15 g、山茱萸 12 g、巴戟天 15 g,水煎服,每天 1 剂。

### 按语

ANCA 相关血管炎发病机制不明,遗传变异与环境因素间的相互作用以及感染可导致疾病发生。有学者将其归为"伏气温病"的范畴,根据疾病的临床表现可诊断为"血证""癃闭""关格""水肿""血痹""虚劳"等病,多为本虚标实证,脾肾亏虚为本,湿热、瘀血、浊毒为标。湿瘀胶结体内,加重脏腑气机失调,使病情迁延难愈。疾病活动期虚实并见,邪实突出,缓解期以脏腑气血亏虚为主,兼有各种邪实的标证。若机体调节及抗病功能正常,疾病向愈;如机体免疫失调,疾病易于复发,正如《素问·遗篇刺法论》说:"正气存内,邪不可干",《灵枢·口问》说:"故邪之所在,皆为不足"。脏腑本虚是发病的关键,湿热、瘀血是本病的主要病理因素,胶结于体内,因实致虚,病情易反复,缠绵难愈。

本例患者年过半百,肾气亏虚,素食为主,营养不足,正气亏虚,感邪后发病,起病急骤,湿热浊毒蕴结体内,三焦枢机不利,湿浊中阻,胃失和降,表现为乏力、恶心呕吐腹胀,致药食难入,"有胃气则生",治疗从调脾胃入手,治以清热化痰、行气和胃降浊,脾胃功能渐复后予以补肾健脾,兼以化湿泄浊活血。

## 第十节　高尿酸血症肾病

### 一、概述

#### (一)定义

高尿酸血症肾病是由于嘌呤代谢紊乱使血尿酸生成过多或肾排泄减少,使血中尿酸呈过饱和状态,从而使尿酸结晶沉积于肾髓质、间质或远端集合管引起的肾损害。在急性期尿酸盐沉积物周围有炎症细胞浸润,后期可有肾小管上皮损伤、萎缩和变性,肾小球基底膜增厚,晚期肾小管间质纤维化、肾小球纤维化,继而发生肾功能损害。多数患者有不同程度的腰酸、腰痛,多尿、夜尿,或尿血、尿结石,或肾绞痛、水肿、高血压等主要临床表现,并常伴有跖、趾、膝、腕、手指等关节红肿热痛及发热等肾外症状。高尿酸血症和关节症状先于肾病。本病的临床特点是起病隐匿,进展缓慢,如能早诊断并给予恰当的治疗,肾脏病变可减轻或停止发展。其病顽固,反复发作,迁延不愈,终至慢性肾衰竭,亦可急剧加重,发生急性肾衰竭。

中医文献虽无高尿酸血症肾病这一名称,但可以找到类似慢性高尿酸血症肾病临床表现的一些病证。因为本病初起以肢体疼痛为主,所以大部分可归于"痛痹""痹证""历节"等范畴,当以腰痛、尿频、夜尿多、尿血、尿结石、肾绞痛、少尿无尿、贫血、恶心呕吐等为主时,又可归为"腰痛""血淋""石淋""水肿""虚劳""浊毒""关格"等范畴。

**(二)临床表现**

1.症状

(1)泌尿系统症状:多尿、夜尿次数增多,腰腹部绞痛,肉眼血尿或镜下血尿,尿排砂石,无尿,尿频、尿急、尿痛等。

(2)运动系统症状:跖、趾、踝甚至膝、腕、手指关节肿痛、剧痛,甚至关节畸形。

(3)消化系统症状:可出现厌食、恶心呕吐等。

(4)其他症状:头晕头痛、发热、贫血等。

2.体征

(1)关节肿痛:60%患者关节肿痛先于高尿酸血症肾病发生,首次痛风急性发作60%以上的关节肿痛发生在第一趾跖关节处,多在夜间起病,局部疼痛剧烈,发热,皮肤暗红,炎症消退后关节外的皮肤脱皮脱屑。反复发作者,局部可发生痛风石,甚至关节畸形,痛风发作也可波及足背、踝、足跟、膝、腕、指、肘等关节。若痛风石处皮肤破溃,可形成溃疡,经久难愈。可有纤细状结晶物组成的,像面糊样的白色物质溢出。慢性痛风患者50%~70%可发生痛风石。

(2)尿酸结石:17%~40%高尿酸血症肾病患者可发现肾及尿路结石,肾区可有压痛或叩击痛,若尿酸结石梗阻尿路,可出现肾绞痛所致的体征。

(3)尿血:70%的高尿酸血症肾病可出现镜下或肉眼血尿。

(4)高血压:40%~45%患者可出现高血压。

(5)贫血:晚期患者有程度不同的贫血。

(6)其他:高尿酸血症肾病还常伴有肥胖、糖尿病、高脂血症、动脉硬化等及其相应体征。

3.辅助检查

(1)尿渗量测定:不能产生最大浓缩尿是高尿酸血症肾病的最早表现。肾小管浓缩功能减退,尿渗量一般＜800 mOsm/(kg·H₂O),为早期诊断本病提供佐证。

(2)尿常规检查:痛风患者约30%可出现肾损害症状,主要是轻度的间歇性肾小管性小分子蛋白尿,并可伴见红细胞,甚至肉眼血尿,白细胞计数增多,一般尿 pH 多＜6.0;尿酸测定异常升高,若每天尿酸排出量超过 700 mg,即可称为高尿酸尿症。

(3)血生化检查:血尿酸异常升高是诊断高尿酸血症肾病的重要依据。若男性血尿酸＞420 μmol/L,女性血尿酸＞360 μmol/L,即可诊断为高尿酸血症,此时血 pH 值降低。高尿酸血症肾病出现慢性肾功能不全时,尿素氮和肌酐进行性升高,二氧化碳结合力降低,甚至出现电解质紊乱。

(4)B超检查:对肾脏形态学检查能及时发现肾内结石,以及肾皮质、髓质、肾盂的形态改变,对诊断本病有一定帮助。

(5)X线腹部平片检查:X线检查时尿酸结石虽不显影,但尿酸结石合并其他成分时则可能显影,对高度怀疑对象进行静脉肾盂造影,为尿酸结石肾病的诊断提供依据。

(6)尿酸和尿肌酐比值测定:急性高尿酸血症肾病时其比值一般为 0.5,最高为0.9;而慢性高尿酸血症肾病时其比值最低为 1。该检测能为本病类型判断提供依据。

(7)其他:放射性核素肾图检查、肾组织活检、肾 CT 检查均可酌情选用。

## 二、病因病机

### (一)病因

1.食积

沿海地区喜食嘌呤含量较高的生猛海鲜,因而发病率高。正如《中藏经·论肉痹第三十六》中提到"肉痹者,饮食不节,膏粱肥美之所为也",可见平素膏粱厚味,即所谓"食积",积久于内,则水运化失常而为痰饮,至其瘀积于脉中而为尿酸升高,留注于关节则为痛风性关节炎,停于肾脏则出现尿结石,久渍不去,可使肾衰竭。

2.酒积

各种白酒、啤酒、葡萄酒均含有大量嘌呤,长期或大量饮酒则使血中尿酸升高。与食积相比,其害更深,因为乙醇代谢所产生的乳酸暂时阻抑了肾小管对尿酸的排泄,从而引起血清尿酸水平的更大升高。中医认为酒为助湿生湿之品,大量饮酒致湿邪过盛,久则或化为湿热,或留于四肢,或沉滞于内脏,其证百出。如《华氏中藏经》有云:"诸淋与小便不利者,皆由五脏不通,六腑不和,三焦痞涩,荣卫耗失,冒热饮酒,过醉入房,竭散精神,劳伤气血"。

### 3.腑气不畅

大肠乃传导之官,将人体浊气浊毒排出体外,一旦脏腑失调,则浊毒易积于肠胃,使三焦不和,糟粕痞结,壅塞不通,则毒无出路。浊毒若不得排泄,则留于肾脏或滞于四肢而为病也。

### 4.气滞血瘀

若见腰痛如绞或刺痛固定,牵引小腹,连及外阴,小便涩痛,淋沥不畅,或尿中带血,脐腹满闷,甚则胀痛难忍,则为痰浊湿毒积久成瘀症。

### 5.正气亏损

在病的早期,则主要为脾失运化,水湿内停,若停而不去,则滞于肾脏,肾虚失于蒸化水湿则湿滞于肾,至肺、脾、肾三脏皆无力运化水湿,而湿流于四肢经络。湿盛则阴不得布而阴伤,阳不能展而阳亏,故日久则气阴两亏,阴阳并损。

### (二)病机

#### 1.初为湿热壅盛

因禀赋薄弱,脾肾气虚,脾失运化,肾失主水,清浊失司,湿浊内蕴,从而酿生本病。正气既虚,饮食、劳倦、七情、药毒俱可侵犯,湿郁化热,湿热为患;湿聚为痰,痰湿相合;气虚及阳,易感寒湿。湿热、寒湿流注关节经络,蕴结痹阻,而现痹痛;气血阻滞肾络,湿热下注膀胱,可见石淋之证。

#### 2.渐则气阴皆亏,阴阳俱虚

病之中期,以气虚为主,脾气虚不能运化水湿,肾气虚无力蒸腾水液,肺气虚无力通调水道,进一步发展,气虚及阴及阳,阴伤则阳无以化,阳弱则阴无以生,最终阴阳俱虚。气虚以脾肾为主,阴伤则以肝肾多见。

#### 3.终至正虚邪实,脏腑衰败

晚期正气衰败,湿热、寒湿、痰浊之邪肆虐之时,既可出现关节剧痛变形,或腰酸绞痛,尿血、尿石等症状,又可表现为肾气亏损,封藏失职,甚至脾肾两亏,水湿内停见水肿,湿浊留滞中焦,而见呕吐、少尿,呈"关格"之危证。

### 三、辨证治疗

本病的治疗当注意攻、补的适宜,根据本虚标实的具体情况,实则泻之,虚则补之,虚实夹杂者,或先攻后补或攻补兼施,灵活立法。

**(一)湿热蕴阻证**

1.症状

关节灼热疼痛,甚如刀割,昼轻夜甚,屈伸不利,皮肤红肿,发热恶风,口渴烦躁,小溲黄赤,舌质红,苔黄腻,脉细数。

2.治则

清热利湿。

3.方药

八正散合石韦散加减。

4.加减

若寒热起伏,加金银花、紫花地丁、蒲公英以清热解毒;血尿量多,尿色深红甚,夹有血块,则加小蓟、白茅根、藕节、蒲黄以凉血止血;若尿血不止,耗伤正气,面色萎黄,舌质转淡,可加黄芪、当归、熟地黄以调补气血而标本兼顾。

**(二)瘀热痹阻证**

1.症状

关节疼痛,痛有定处,局部灼热红肿,间有蛋白尿、血尿、轻度水肿,困倦乏力,舌质淡红或暗红有瘀点,脉弦数。

2.治则

祛瘀清热,通络止痛。

3.方药

桃红四物汤合三妙丸加减。

4.加减

若关节肿痛甚,加羌活、独活、威灵仙、秦艽、海风藤、络石藤以通络止痛;寒痛剧烈,入夜尤甚,得温则舒,加桂枝、乳香、没药以祛寒活血止痛;血尿者加白茅根、小蓟以凉血止血。

**(三)脾肾亏虚,水湿不化证**

1.症状

关节疼痛不显,面色萎黄,神疲乏力,腰膝酸软,夜尿清长,颜面或下肢水肿,舌质淡胖,苔白腻或白滑,脉沉缓。常见于慢性高尿酸血症肾病有轻度肾功能损害者。

2.治则

温补脾肾,化气行水。

3.方药

济生肾气丸合参苓白术散加减。

4.加减

若伴有关节疼痛加当归、红花、桃仁以养血活血。

### (四)脾肾虚衰,湿浊留滞证

1.症状

畏寒肢冷,恶心呕吐,得食更甚,口中尿臭,胸闷腹胀,大便溏薄或秘结,心悸气喘,神情淡漠或烦躁不安,面浮尿少,舌白腻,脉沉弦。常见于高尿酸血症肾病出现肾衰竭者。

2.治则

温阳泄浊,补益脾肾。

3.方药

温脾汤合真武汤加减。

4.加减

若神志淡漠,加石菖蒲、郁金以化湿开窍;若呕吐频繁,不能进药,可用中药大黄灌肠方:生大黄、熟附子、龙骨、牡蛎、蒲公英灌肠,以温阳泄浊。

### 四、病案举隅

患者,男,54岁。

初诊:2021年5月9日。

主诉:血尿酸升高4年余。

病史:患者4年前因足趾关节疼痛至当地医院查体,血尿酸为600 $\mu mol/L$,未予治疗。2021年3月29日因膝关节疼痛肿胀于当地医院查肾功能,血肌酐为109 $\mu mol/L$,血尿酸为400 $\mu mol/L$,风湿三项为抗链球菌溶血素O试验34 IU/mL,类风湿因子4.1 IU/mL,C反应蛋白31.2 mg/L,红细胞沉降率为60 mm/h,口服非布司他治疗,膝关节疼痛肿胀未明显缓解,1月后复查肾功能,血肌酐为118 $\mu mol/L$,血尿酸为634 $\mu mol/L$。现症见膝关节肿胀疼痛,双下肢乏力,偶腰酸腰痛,时有口干,纳可,眠差,入睡困难,小便偶伴泡沫,夜尿1次,大便2天1次,成形质黏。舌黯苔黄腻,脉滑数。既往高血压病史3年余,未予治疗,血压为18.4/13.9 kPa(138/104 mmHg)。

中医诊断:腰痛病(脾肾亏虚、湿浊内阻证)。

西医诊断:高尿酸血症肾病。

治则:清热利湿,健脾补肾,活血解毒泄浊。

处方:①治疗上予非洛地平片控制血压,非布司他 20 mg 每天 1 次控制尿酸,碳酸氢钠片碱化尿液。②中药方选降酸四妙方加减。苍术 15 g、白术 15 g、川牛膝 15 g、黄柏 9 g、薏苡仁 30 g、干姜 9 g、党参 30 g、茯苓 15 g、土茯苓 40 g、山药 24 g、丹参 15 g、桑寄生 15 g、续断 15 g、杜仲 15 g、川芎 15 g、茵陈 15 g、炒蒲黄 15 g、炒五灵脂 15 g、瞿麦 15 g、六月雪 15 g、地龙 9 g、水蛭 3 g。14 剂,水煎服200 mL,每天 1 剂,早晚温服。嘱患者禁烟酒,禁高嘌呤饮食。

二诊:2021 年 6 月 3 日。查肾功能示血肌酐 99 $\mu$mol/L,血尿酸 567 $\mu$mol/L,患者双膝关节无肿胀,疼痛轻,时有腰酸,双下肢无乏力,纳眠可,小便偶伴泡沫,夜尿 0~1 次,大便 2 天 1 次,成形质黏。舌黯苔薄黄,脉滑数。继服上方,效果良好。

### 按语

本案患者腰酸乏力,双膝关节肿胀疼痛,时有口干,小便伴泡沫,舌黯苔黄腻;证属本虚标实,以脾肾两虚为本,湿热瘀滞为标。米杰教授标本兼治,在四妙散基础上加减化裁自拟降酸四妙方,方中苍术补脾燥湿,下安太阴,使邪气不传入脾;黄柏补肾水不足,坚肾润燥,除湿清热;牛膝酸苦而平,入肝肾经,益肝肾,强筋骨,且能引诸药下行;脾为后天之本,主四肢肌肉,脾虚运化失司则气血生化乏源,出现双下肢乏力;脾虚不能运化水湿,导致湿浊内蕴,湿浊既为病理产物,又为致病因素,久则郁而化热,湿热内生,方中加入茵陈,苦燥湿,寒胜热,发汗利水,以泄太阴阳明之湿热;加入党参、山药建补中焦,干姜温补阳气;脾喜燥恶湿,白术健脾燥湿,使气得以运行,津液自生。湿性重着趋下,脉络瘀阻则出现膝关节肿胀疼痛,以土茯苓甘淡而平之性,可除湿运脾,脾胃功能健运,则营卫之气畅,故骨节通利;肾藏精,先天之本,肾失封藏,有形之精外泄,则小便伴泡沫;腰为肾之府,脾肾亏虚则出现腰膝酸软,方中续断,苦温补肾,辛温补肝,可宣通血脉而理筋骨,杜仲色紫入肝经气分,子能令母实,故能补肾,肝充则筋键,肾充则骨强,可治腰膝酸痛。久病入络,加用活血祛瘀药物,如地龙、水蛭,别除积弊之邪。

# 第十一节　高血压肾病

## 一、概述

### (一)定义

现代医学将原发性高血压造成的肾脏结构和功能改变称为高血压肾病。由于本病呈渐进发展,早期证候十分隐匿,极易被忽视,因此积极预防、早发现、早干预,可有效控制高血压导致的早期肾损害,对延缓肾功能进行性损害有重要的意义。国内有研究显示,高血压患者的肾脏并发症发生率仅次于心脏并发症;在我国,高血压肾病是除糖尿病肾病和肾小球肾炎之外,最常见的导致终末期肾病的病因。

高血压肾病的发病机制复杂,目前认为,其发生和发展与遗传易感性、代谢异常、血流动力学改变、肾素-血管紧张素系统过度激活、氧化应激与炎症反应等多种因素相互作用有关。

中医古籍中并未见"高血压肾病"的明确记载,但根据其临床症状和体征,可将本病归属于中医的"眩晕""头痛""肾劳""肾风"范畴。

### (二)临床表现

高血压可分为缓进型和急进型,后者又称为恶性高血压。一般在 30 岁以上多见。早期患者常有头痛、头晕、耳鸣、健忘、注意力不集中、烦闷、失眠、乏力、心悸、夜尿增多等症状。如果长期发展,血压明显持久地升高,则可出现心、脑、肾、眼底、血管等器质性和功能性障碍,甚至可出现高血压危象。

在轻、中度原发性高血压病程早期相当一段时间内并无明显的肾脏结构及功能上的改变,只有肾脏调节功能的减弱及非生理状态的适应能力降低。经历一定时间后逐渐出现肾小管损伤及功能改变为特点的异常。一般原发性高血压病情持续稳定的发展 5~10 年后可出现轻至中度肾小球硬化,继而累及肾单位,通常称之为良性小动脉性肾硬化症。约有 7% 的原发性高血压患者,在其疗程中突然出现进行性血压升高,从而可转化为恶性高血压。这些病例和那些在发病初期即表现为恶性高血压者,其肾脏的病理改变发展迅速而严重,多伴有进行性肾功能减退,称之为恶性小动脉性肾硬化症。

### 1.良性小动脉性肾硬化症

良性小动脉性肾硬化症是以入球小动脉和小叶间动脉管壁硬化为主要病理表现,继发相应肾实质的缺血萎缩,最后发生纤维化、硬化、肾功能不全。此过程非常缓慢,早期仅有夜尿增多,伴尿电解质排泄增加,轻度蛋白尿,24 小时尿蛋白$<1.0$ g,尿 N-乙酰-β-D-氨基葡萄糖苷酶、$β_2$-微球蛋白增高,尿酸排泄也减少。

B 超检查可见肾脏呈轻度对称性缩小,肾盂肾盏无异常。

### 2.恶性小动脉性肾硬化症

恶性小动脉性肾硬化症是恶性高血压脏器损害的一部分,主要是入球小动脉和小叶间动脉增殖性内膜炎,小动脉呈黏液性变性,管腔显著变窄,甚至关闭,好似无数的夹钳,阻塞着小动脉,血浆肾素活性明显增高。但这些血管损害是可逆的,严密控制血压,可减缓恶性高血压肾硬化的形成和发展。

### 3.辅助检查

(1)尿液检查:可见红细胞管型、颗粒管型、尿 N-乙酰-β-D-氨基葡萄糖苷酶、尿微量蛋白增高。

(2)血生化检查:氮质血症,肌酐升高,血浆肾素活性增高。

(3)心电图检查:呈左心室高电压,严重者伴心肌劳损,心电轴左偏。

(4)B 超检查:双肾回声粗乱,早期大小形态可正常。

(5)心脏 X 线检查:主动脉迂曲延长,主动脉弓突出,左室增大。

(6)眼底检查:常表现为Ⅰ、Ⅱ、Ⅲ或Ⅳ级眼底改变。

## 二、病因病机

### (一)病因

#### 1.饮食不洁不节
因过食膏粱厚味,辛辣、咸、温燥之品,内生痰浊,滞阻气机。

#### 2.情志不舒
劳作过度,过怒过急,忧心思虑过度,肝气郁滞,气机不畅。

#### 3.老年体衰
因年老久病失养,起居无常,失治误治,而致肾精不足,肝肾虚亏,气化失常。

#### 4.先天禀赋失调
因先天禀赋失调,内生风热痰湿,风阳亢盛,扰乱神明。

## (二)病机

### 1.病位

病位主在肝肾,常及心、脑、脾、经络、三焦等。

### 2.病性

本病初发与急发者,多以风阳上扰,痰浊内蕴,标实为主。如失治、误治,经久不愈,常致肝、肾虚损,水湿浊毒内滞等虚实夹杂证,渐进不愈可致虚劳、关格等。

### 3.病机转化

先天禀赋失调,情志不舒,内生风阳痰浊,可致肝气不舒,气郁化火,肝肾之阴暗耗,阴不敛阳,风阳内动,上扰清窍,久而损及肾阳而致肝肾阴虚并发。因饮食不洁,过食膏粱厚味,或辛辣、咸、温燥之品,内生痰湿火毒,损及脾肾,健运失常,聚生痰浊,痰浊化热,内阻气机,气化运行不畅,气滞血瘀,或久病瘀血阻络,痰瘀相互交阻,三焦气化不利证候的表现。

## 三、辨证治疗

### (一)肝肾阴虚,风阳上扰证

本证多见于高血压肾病早期,因肾精不足,肝肾阴虚,导致肝阳上亢、阳亢化风的"实风"证者。

### 1.症状

头晕、头痛,目涩、耳鸣,口咽干燥,夜间为甚。失眠多梦,心烦易怒,腰膝酸软,舌质干红,苔薄,或舌红少苔,脉弦细或弦滑。

### 2.治则

滋阴补肾,平肝潜阳息风。

### 3.方药

六味地黄汤或杞菊地黄汤合天麻钩藤饮加减。

### 4.加减

若兼气虚者,可酌加生黄芪、太子参;肾精亏虚甚者,可酌加炙龟甲、制何首乌;阴虚火旺甚者,可加知母、黄柏;肝火旺盛者,加野菊花;阳亢动风甚者,可加龙骨、生牡蛎;痰瘀阻络为甚者,可酌加炒僵蚕、丝瓜络、丹参、赤芍;肾络瘀阻甚者,加赤芍、川芎、积雪草、地龙;若血水同病,致下肢浮肿者,可加益母草、泽兰、泽泻;若心火亢盛,致失眠多梦、口苦甚者,可加黄连、炒酸枣仁。

### (二)气阴两虚,肾络瘀阻证

本证多见于高血压肾病中期,阴虚日久,渐成气(脾、肾、肺)阴(肾、肝、肺)两虚之证,兼肾络瘀阻者。

**1.症状**

头晕、头痛,神疲、乏力,手足心热,咽燥、口干,少气、懒言,腰酸身重,大便稀溏或干结,夜尿频多,自汗或(伴)盗汗,易感冒,舌质淡红,或黯或胖,或有瘀斑、瘀点,或边有齿痕,或少苔、苔根腻,舌下脉络迂曲,脉细数,或缓,或细而无力。

**2.治则**

益气养阴,活血化瘀通络。

**3.方药**

参芪地黄汤合补阳还五汤加减。

**4.加减**

肾阴虚甚者,加墨旱莲、女贞子、浙石斛;肺阴虚甚者,加南、北沙参,麦冬;肾精不足甚者,加山茱萸、制何首乌;肺脾气虚甚者,可合用玉屏风散;脾虚湿滞甚者,可加苍术、茯苓;肾络瘀阻甚者,可加地龙。

### (三)脾肾气(阳)虚,痰湿瘀结证

本证多见于高血压肾病之中后期,亢盛之阳气渐平,出现气血阴阳亏虚,由"实风"渐转为"虚风"证候,且兼痰湿瘀结者。

**1.症状**

形体偏胖或腹型肥胖,腹胀,纳呆,身重困倦,面色晦黯无华或苍白,口干不欲饮,腰膝酸冷,大便溏泄,面浮肢肿,或仅见下肢浮肿,时有恶心欲吐,唇舌紫黯或有瘀斑,舌质淡,舌体胖,边有齿痕,苔白腻,脉沉迟或涩。

**2.治则**

益气温补,化痰利湿,佐以祛瘀。

**3.方药**

六君子汤合附子理中丸加减。

**4.加减**

若脾肾气虚,兼水湿甚者,合用防己黄芪汤;若湿瘀互结甚者,加猪苓、桂枝;若肾气不固,致夜尿频多、尿后余沥者,加用五子衍宗丸合水陆二仙丹。

### 四、病案举隅

患者,男,57 岁。

初诊:2015 年 12 月 19 日。

主诉:血压升高 18 年,肾功能异常 2 年。

病史:患者 18 年前体检发现血压升高,最高达 22.7/17.3 kPa(170/130 mmHg),无头晕头痛,无恶心呕吐,无胸闷喘憋,无视物模糊,间断口服降压药。5 年前患者体检发现尿蛋白+、尿潜血−,未重视。3 年前患者出现脑出血,开始规律控制血压。近 3 年来患者血压控制在(21.3~17.3)/(14.7~12.7)kPa[(160~130)/(110~95)mmHg],眼睑及双下肢浮肿。2013 年 8 月尿蛋白+,尿潜血+,24 小时尿蛋白定量 1.2 g,血清蛋白 49.2 g/L,肌酐 120 μmol/L,尿素氮5.3 mmol/L,尿酸541.9 μmol/L,每天服用缬沙坦氨氯地平片、琥珀酸美托洛尔缓释片。症见乏力、手足心热,右下肢轻度凹陷性水肿,纳可、眠欠安,尿中带有泡沫,便溏,舌暗少苔、脉细。

中医诊断:虚劳(肝肾阴虚证)。

西医诊断:高血压肾病。

治则:滋补肝肾。

处方:炒枣仁 30 g、生地黄 30 g、当归 10 g、白芍 30 g、茯苓 30 g、炒白术10 g、山药 15 g、山茱萸 15 g、牡丹皮 10 g、泽泻 10 g、三七 4 g(冲服)、鳖甲 10 g、龟甲 10 g、旱莲草 30 g、丹参 30 g。30 剂,水煎服,每天 1 剂。同时给予小苏打片、碳酸钙、阿法骨化醇纠酸补钙。

二诊:2014 年 3 月 5 日。2014 年 2 月 25 日复查尿蛋白+,尿潜血±,肌酐 113.4 μmol/L。服药后血压控制平稳,睡眠略有改善,大便每天 2~3 次且不成形,舌暗苔薄白,脉沉细。

处方:前方加菟丝子 10 g、川牛膝 30 g、荷叶 10 g,30 剂,水煎服,每天 1 剂。继服 50 付病情平稳。

### |按|语|

患者年过半百,出现肾气虚表现,水不涵木,出现肝肾阴虚证,肾阴亏虚,相火妄动,上扰心神,则心烦失眠。初诊方用益气固肾方加减,配以炒枣仁养血安神,当归、白芍、丹参养血活血,炒白术健脾益气,鳖甲、龟甲滋阴潜阳,墨旱莲滋补肝肾。二诊时患者复查结果较前好转,血压控制平稳,加菟丝子补益肾气,川牛膝活血引经,荷叶疏肝。

# 第十二节 慢性肾衰竭

## 一、概述

### (一)定义

慢性肾衰竭又称慢性肾功能不全,是由多种慢性肾脏疾病或累及肾脏的全身性疾病引起的慢性进行性肾实质损害,致慢性肾功能减退,肾脏不能维持其排泄代谢废物、调节水盐和酸碱平衡、分泌和调节各种激素代谢等基本功能,从而出现氮质血症、代谢紊乱和各系统受累等一系列临床症状的综合征。

中医古籍对类似慢性肾衰竭的论述散见于"关格""肾风""溺毒""水肿""肾劳"等篇中。有水肿表现者多辨为水肿;以慢性肾衰竭尿少、尿闭、恶心、呕吐为主要表现者可辨为"癃闭""关格";慢性肾衰竭尿毒症期,患者有心脑血管并发症出现抽搐、神昏者可辨为"肾风""溺毒"。

### (二)临床表现

慢性肾衰竭的临床表现极为复杂,几乎涉及全身各大系统。

1.水代谢紊乱

慢性肾衰竭早期,临床上可不出现水潴留,由于肾小管浓缩功能减退、水的重吸收障碍,可表现为夜尿增多。慢性间质性肾炎常在晚期仍可尿量正常,而慢性肾炎引起的慢性肾衰竭少尿出现较早,当肾单位绝大部分废弃后,最终出现无尿。

2.电解质紊乱

慢性肾衰竭患者,肾脏排泄钠能力降低,故可导致钠潴留、高钾(但如果钾摄入不足、胃肠道丢失及大量的利尿剂应用的情况下,也可出现低血钾、低血钠等)、低钙、高磷等。

3.酸碱平衡失调

当肾小球滤过率低于正常人的 20% 时,开始出现不同程度的代谢性酸中毒。

4.各系统症状

慢性肾衰竭时,内环境紊乱,对全身多个系统造成影响,故症状往往涉及全身,由于病变程度不同,各系统症状差别很大。早期可仅表现为乏力、头痛、失眠、食欲不振等一般症状。当病情加重,发展到尿毒症前期时,症状可突出表现在某一方面,如表现为消化系统症状,出现恶心、呕吐等,最常见的几个系统症状如下。

(1)神经系统:早期出现乏力、注意力不集中、记忆力减退等。当肾小球滤过率<20 mL/min 时,部分患者可表现出震颤、扑翼样震颤、肌阵挛、昏迷等尿毒症脑病表现。

(2)消化系统:恶心、厌食、食欲不振为最早的症状,口腔中有尿味,显示病情已经发展到尿毒症阶段。消化道从口腔、食管、胃、结肠黏膜都可以出现水肿、出血和溃疡。

(3)心血管系统:可出现心悸、气促、胸闷等。

5.辅助检查

(1)血常规检查:血红蛋白减低,提示贫血,多为正细胞正色素性贫血。贫血程度随原发病及慢性肾脏病分期的不同而有较大差异。

(2)尿常规检查:可见血尿、蛋白尿或尿比重过低等异常。检查结果因原发病不同而有所不同。

(3)血液生化检查:可见血肌酐、尿素氮升高,半胱氨酸蛋白酶抑制剂 C 升高。酸中毒时可见二氧化碳结合力下降,血清蛋白下降。电解质方面可见高钾、高磷、低钙等,严重水肿者可出现高容量性低钠血症等。

(4)肾脏 B 超检查:大多数患者肾脏 B 超检查可见双肾对称性缩小,而慢性间质性肾炎等则可出现双肾不对称缩小,肾淀粉样变及糖尿病肾病导致的慢性肾衰竭早期,部分患者可见肾脏增大。

(5)双侧肾动态显象检查:双侧肾动态显象检查可见肾小球滤过率下降。近年来随着肾小球滤过率估算公式的推广应用,临床常常利用公式计算而来的估算的肾小球滤过率替代双侧肾动态显象检查的肾小球滤过率来评价肾功能。

**二、病因病机**

慢性肾衰竭的中医病机特点是正虚邪实。正虚以脾肾阳衰为本,包括心、肺、肝及气血阴阳的虚损。邪实指瘀血、浊毒、湿浊。早期多表现为脾肾阳虚,以正虚为主。后期虚实错杂,肾阳虚衰,浊邪壅盛,以邪实较为突出。病位在肾、脾、肺、心、肝和三焦。慢性肾衰竭中医病机复杂。"虚""湿""瘀""毒"互相交织,互相关联,相互为害,属危重凶险之候。

## (一)正虚

患者多由各种慢性疾病失治、误治,或过服苦寒,或病后调理不当,久病未及顾护肾气致肾气内虚;或由风邪外袭,肺失通调,水湿溢于肌肤;水肿日久不愈,困遏阳气,伤及脾肾;或久居湿地,涉水冒雨,致水湿内侵,湿滞中焦,湿困脾阳;或因饮食不节,过食咸甘,恣食生冷,咸甘助湿,生冷损阳,致脾虚湿盛;或劳倦过度,酒色无度,致肾阳虚损。以上诸多原因均可使脾肾功能失调,水液代谢紊乱,气机升降失常,水湿内停而见水肿;使脾失健运,饮食不能化为水谷精微而为湿为浊;肾虚开阖气化失常,固摄失司,而见尿少、尿闭、尿多、蛋白尿。浊邪水湿不能排出体外,溺毒内停,肌酐、尿素氮升高。脾肾虚损,可导致五脏的虚损,由于脾虚气血生化不足,致气血亏虚,五脏失养。而脾肾不足导致的浊邪、瘀血等又可阻滞脏腑气机,耗损正气。肾为元阳之本,肾阳虚损,则五脏失于温煦润养。脾肾阳虚日久,又可阴损及阳,导致阴阳双亏。《素问·玉机真脏论》认为“脾为孤脏……不及则令人九窍不通”。陈士铎认为小便闭的病机为命门火衰,并论述了肾阴肾阳的互根关系,在《辨证录·小便闭》中写道:“命门火旺,而膀胱之水通;命门火衰,而膀胱之水闭矣……无水之火,火虽旺而实衰;无火之水,水欲通而反塞。命门火衰而小水勤,衰之极者,勤之极,勤之极者闭之极也。”

## (二)血瘀

血瘀既是慢性肾衰竭的病理产物,反过来又作为病因可进一步导致脏腑功能失调,病变加重,使病机复杂化。血瘀对症状的产生及肾衰竭病情的不断进展极为重要,现已越来越受到学者和临床医家的重视。慢性肾衰竭普遍存在血瘀的原因有以下 3 个方面。

### 1.因虚致瘀

慢性肾衰竭患者脏腑气血虚损,阴阳失调,或因气虚无力推动血运,血滞于脏腑经脉而成瘀;或阳气虚,阳虚不能运血,或阳虚阴寒内生,血遇寒涩于脉络之中;或久病阴虚生内热,热灼阴血而黏滞成瘀。

### 2.因水病及血

在生理上血水同源,相互为用,慢性肾衰竭患者久病脏腑功能衰退,水湿内停,水停气阻,血行涩滞而成瘀,即所谓“水不行则病血”“孙络有水则经有留血”。

### 3.因湿毒致瘀

慢性肾衰竭患者脏腑虚损,水液代谢异常,湿毒不能循常道排泄于体外,湿毒内壅,损伤脉络,血运异常成瘀;或浊毒郁而化热,煎熬营血而成瘀。

### (三)湿浊、湿毒

此为慢性肾衰竭邪实的两大因素。湿浊即水湿,可由外来湿邪侵扰机体,或由体内津液化生障碍而产生;湿毒指慢性肾衰竭中的尿毒,为体内水液代谢紊乱产生的内生之毒。慢性肾衰竭患者脾肾衰败,脾不能运化水湿,肾不能气化行水,水湿内停,清者不升而漏泄,浊者不降而内聚,蕴积而成毒。湿浊、湿毒常相互为患。湿浊犯于上焦凌心犯肺,则胸闷气憋、心悸、咳喘;湿滞中焦脾胃则恶心呕吐,纳呆口腻;浊毒停于下焦,则小便不利,尿少或尿闭;水湿溢于肌肤则发为水肿。湿浊内停,三焦气化不利,尿毒不能循其道外泄,积而成毒,除上述症状处,常常上蒙清窍,或肝风内动,或煎灼营血。如张景岳在《景岳全书》中所述:"小水不通,是为癃闭,此最危最急证也。水道不通,则上侵脾胃而为胀;外侵肌肉而为肿,泛及中焦则为呕,再及上焦则为喘,数日不通则奔迫难堪,必致危殆……夫膀胱为藏水之腑,而水之入也,由气以化水,故有气斯有水;水之出也,由水以达气,故有水始有尿。经曰:气化则能出矣。盖有化而入,而后有化而出;无化而出,必其无化而入,是以其入其出,皆有气化,此即本经气化之义,非单以出者言气化也。然则水中有气,气即水也;气中有水,水即气也。今凡病气虚而闭者,必以真阳下竭。"

### 三、辨证治疗

慢性肾衰竭的中医辨证分型较多,各地形成了不同的观点和分型方法,但中医病机关键为正虚邪实是学者们的共识。治疗也多从扶正祛邪入手。

### (一)本证

此病本证以正虚为主。

**1.脾肾气虚证**

(1)症状:倦怠乏力,气短懒言,纳呆腹胀,腰膝酸软,大便溏薄或不实,夜尿清长,脉细舌质淡红。

(2)治则:补益脾肾。

(3)方药:参苓白术散合右归丸加减。

(4)加减:脾阳不足,大便稀频加炮姜、补骨脂;肾阳虚弱,畏寒肢冷加杜仲;元气大亏,加人参等。

**2.脾肾气血两虚证**

(1)症状:面色少华,气短乏力,腰膝酸软,大便不实或干结,夜尿清长,脉细,舌质淡。

(2)治则:益气养血,培补脾肾。

(3)方药:大补元煎、参芪地黄汤加减。

(4)加减:如恶心呕吐,加半夏、茯苓、佩兰;便溏者加炮姜、补骨脂、五味子。

**3.肝肾阴虚证**

(1)症状:头昏头痛,耳鸣目涩,腰膝酸软,脉弦细,舌质偏红,苔少。

(2)治则:滋阴平肝,益肾和络。

(3)方药:杞菊地黄汤或建瓴汤加减。

(4)加减:头晕明显可加天麻、钩藤、白蒺藜;便干者加肉苁蓉、火麻仁、玉竹。

**4.脾肾阴阳两虚证**

(1)症状:精神萎靡,极度乏力,头晕眼花,指甲苍白,腰酸肢冷,畏寒,舌质淡而胖,或见灰黑苔,脉沉细或弦细。

(2)治则:温扶元阳,补益真阴。

(3)方药:济生肾气汤加味。

(4)加减:如肤糙失润,腰膝酸痛明显,可加补骨脂、骨碎补;畏寒肢冷甚者,可加附子。

治疗慢性肾衰竭早期要慎用温燥。有学者认为即使患者有畏寒肢冷,小便清长,舌淡苔白等较明显的阳虚症状,也应慎用。一经大补肾阳之治,虽可使阳虚症状在短期内得到改善,但继之却是血压升高,氮质血症加重,肾功能减退。故在临床上本型多在滋阴壮水的同时,兼顾肾阳,慎用肉桂、附子、人参等温燥之品,代之以山茱萸、淫羊藿等温润之品,以期阳中求阴,阴平阳秘。

**(二)标证**

**1.湿浊**

(1)脾虚湿困:见纳少便溏,脘腹胀满者,用参苓白术散合香砂六君子汤以健脾化湿。

(2)湿浊上逆:见纳呆,恶心呕吐,腹胀畏寒,用温脾汤温中降逆化湿。

(3)湿郁化热:见口苦,恶心呕吐,舌苔黄腻,用香苏饮合左金丸清化和中,和胃降逆。

(4)湿泄皮肤:见肌肤瘙痒,面色晦滞,舌苔白腻,可用地肤子、白鲜皮、土茯苓等化湿泄浊之品。

(5)湿浊上蒙清窍:见神昏谵语,嗜睡,面色晦滞,方用牛黄承气汤以通腑泄浊。

湿浊是慢性肾衰竭患者常见的兼证,大多数患者有恶心呕吐,腹胀纳呆,身重困倦,苔厚腻。脾肾衰败是慢性肾功能不全的病机根本,脾虚失于运化传输之功,肾虚失于气化,排泌失职,水谷精微不从正化。"水反为湿,谷反为滞",致湿浊内蕴,湿浊之邪上可阻遏心肺,中可遏制脾胃升降,下注于肾则致肾气血不和,而致肾之排泌愈差,肾之排泄无权,而湿浊内阻愈甚。故治疗重在和胃化浊,则全身气机通畅,肾功能亦随之改善。

2.水气

(1)水湿逗留:见肢体水肿,形寒畏冷,神疲乏力,用防己黄芪汤益气健脾利水。

(2)水气凌心:见胸闷气急,咳逆倚息,不得平卧,咳吐粉红色泡沫痰,用己椒苈黄汤、真武汤以温阳利水益气回阳。

3.血瘀

(1)瘀阻肾络:慢性肾衰竭患者早中期均可有夹瘀之症,如面色晦滞、舌质紫暗等。可于辨证治疗方中加入桃仁、红花、丹参、益母草、川芎、泽兰等活血化瘀之品,或予丹参注射液、川芎注射液静脉滴注。

(2)瘀络外溢:本病后期常可见到鼻衄、齿衄等动血之症,可用参三七、血余炭、大蓟、小蓟、茜草根、土大黄等活血化瘀止血之品。

4.动风

(1)血虚生风:见肌肤瘙痒,手麻抽搐,方用四物汤或芍药甘草汤以养血祛风,柔肝缓急。

(2)肾虚动风:见神昏谵语,抽搐,方用安宫牛黄丸或以羚羊角、附子、人参合用配合通腑降浊之剂,以扶正解毒,开窍息风。

(3)肝风内动:见头痛、头晕,甚则肢麻、抽搐、偏瘫、脉弦、舌红。方用羚羊钩藤汤合大定风珠,以平肝潜阳,滋阴息风。

**四、病案举隅**

**(一)病案一**

患者,男,78岁。

初诊:2017年4月21日。

主诉:血肌酐升高3年。

病史:患者3年前体检时发现血肌酐升高,约200 μmol/L,未予治疗。2017年3月查体示血肌酐360 μmol/L,尿素氮32.64 mmol/L,遂于当地住院治疗,予降压、保肾、利尿、改善循环等对症治疗,疗效不佳。患者既往高血压病史

10余年,血压波动在(20.0～21.3)/12.0 kPa[(150～160)/90 mmHg],现可见双侧脚踝轻度浮肿,周身乏力,腰酸痛,尿频,夜尿6～7次,纳少,食欲不佳,时感恶心,眠可,大便干,4～5天1次。舌暗红,苔黄厚腻,脉弦滑。查血生化,血肌酐为407.4 $\mu$mol/L,尿素氮为34.55 mmol/L;查血常规,血红蛋白71 g/L;查尿常规,尿蛋白＋。

中医诊断:虚劳(脾虚湿蕴证)。

西医诊断:①慢性肾衰竭(失代偿期,CKD 5期);②高血压肾病? ③高血压病(2级,极高危)。

治则:健脾祛湿化浊。

处方:清降泄浊汤加减。党参15 g、六月雪15 g、车前子30 g、草果10 g、川芎15 g、葛根15 g、清半夏9 g、陈皮10 g、茯苓20 g、黄连9 g、紫苏梗15 g、紫苏叶10 g、大黄9 g(后下)、甘草6 g、蒲公英30 g、炒麦芽15 g。14剂,水煎服。并配合中成药百令胶囊、肾衰宁胶囊,促红细胞生成素4 000 IU,每周2次。

二诊:2017年5月15日。患者尿频改善,夜尿3～4次,双下肢夜间浮肿,晨起即消,食欲改善,进食及服药时仍感恶心,大便每天1次,质软。舌暗,苔白厚,脉弦滑。查血生化,血肌酐319.4 $\mu$mol/L,血尿素氮41.87 mmol/L;查血常规,红细胞3.23×$10^{12}$/L,血红蛋白81 g/L;查尿常规,尿蛋白±。

处方:初诊方加砂仁9 g(后入)、藿香15 g、佩兰10 g。28剂,水煎服。余药同前。

三诊:2017年6月12日。患者乏力改善,无双下肢浮肿,纳尚可,恶心感减轻,眠可,夜尿2～3次,大便每天2次,质软。舌暗红,苔薄黄腻,脉沉弦。查血生化,血肌酐256 $\mu$mol/L,血尿素氮28.97 mmol/L。

处方:二诊方去藿香、佩兰。28剂,水煎服。此后患者每月定期复诊,血肌酐维持在200～250 $\mu$mol/L。

## 按语

患者出现的诸多症状均为脾肾亏虚引起气血水功能紊乱的表现。患者气虚乏力表现较为明显,故原方加入党参补益脾气;蒲公英苦寒,一方面可以增加清利之力度,另一方面因其有调节肠道菌群的作用,可以改善患者便秘的情况;炒麦芽既能行滞,又可消食、增强食欲。二诊时患者体内湿气仍较盛,故加入砂仁、藿香、佩兰等,以增强芳香化湿之力。三诊时湿浊之邪渐消,故去藿香、佩兰,防温燥伤阴。此外,百令胶囊所含人工虫草可以抑制肾脏纤维化、保护肾脏;肾衰宁胶囊可助排毒;促红细胞生成素纠正肾性贫血效佳。焦教授在应用清降泄浊汤治疗慢性肾衰时配合此3种药,能取得更加理想的效果。

### (二)病案二

患者,男,51岁。

初诊:2019年3月14日。

主诉:双下肢水肿半年余,加重伴恶心1周余。

病史:患者2018年10月初因劳累出现双下肢水肿,未予重视。3周前因发热自行服感冒药物治疗(具体不详),后症状好转,近1周出现恶心反复发作,自觉下肢水肿加重。诊见患者双下肢水肿,恶心、无呕吐,食少、乏力,畏寒,腰酸腰痛,无头晕,偶耳鸣,口干口苦,无胸闷心慌,眠可,夜尿2~3次,小便伴泡沫,大便每天1次、质稀,舌暗苔白腻,脉沉。既往高血压病史5年余,未规律服药,平素血压欠佳。查尿常规,蛋白++;门诊生化,肌酐199 μmol/L,肾小球滤过率为32.54 mL/(min·1.73 m$^2$)。建议住院治疗。因患者考虑治疗成本负担,暂行门诊治疗。

中医诊断:水肿病(脾肾阳虚,湿浊潴留证)。

西医诊断:①慢性肾衰竭(CKD 3期,失代偿期);②高血压肾病。

治则:温肾健脾、祛湿化浊。

处方:①予硝苯地平控释片1片,每天1次,口服。②中药选方黑地黄丸合大黄附子汤加减。熟地黄18 g、麸炒苍术12 g、熟附子12 g、大黄12 g(后下)、黄芪30 g、炒白术30 g、炒山药30 g、茯苓30 g、猪苓30 g、车前子12 g(包煎)、当归12 g、赤芍9 g、陈皮12 g、桂枝6 g、干姜6 g、甘草6 g。每天1剂,水煎服,早晚饭后1小时分服,共14剂。

二诊:2019年4月3日。双下肢水肿、恶心减轻,舌脉如前,病情略有起色。查尿常规,蛋白++;门诊生化,肌酐178 μmol/L,肾小球滤过率为37.23 mL/(min·1.73 m$^2$)。原方将车前子用量改为30 g,炒山药、炒白术用量改为21 g,加党参18 g、炒神曲12 g,继服14剂。

三诊:2019年4月18日。双下肢轻微水肿,其余症状明显缓解。查尿常规,蛋白+。原方改附子3 g,大黄9 g,党参12 g,茯苓、猪苓、车前子各18 g,继服14剂。

四诊:2019年5月7日。患者双下肢轻微水肿,无恶心呕吐,偶乏力,无畏寒,偶腰酸腰疼,无口干口苦,眠可,夜尿1次,小便不伴泡沫、质可,舌淡、苔薄白,脉沉。查尿常规,蛋白＋。三诊方去附子,炒白术、炒山药各 12 g,再守原方服1个月。

五诊:2019 年 6 月 4 日。患者无明显不适。尿常规为蛋白弱阳性;门诊生化为肌酐 99 $\mu$mol/L,肾小球滤过率 75.67 mL/(min·1.73 m²)。予黑地黄丸三餐前空腹服药 50 粒调理善后。嘱患者避免劳累,预防感冒,调畅情志,监测血压,定期复查。

**|按|语|**

本例患者浊气上逆,胃失和降,以致恶心、食少、易腹胀。山药、白术益气健脾,大黄解毒,合用可和胃降浊。治病必治脾,脾为后天之本,脾胃功能正常有助于人体对药物的吸收,大剂量的山药、白术、黄芪又有顾护中州之意。患者年逾六八,肾阳不足,为体虚畏寒体质。气为阳之渐,肾气亏虚,藏精不固,精液下泄,蛋白丢失,采用大剂量的黄芪配伍附子、干姜益气温肾;气不化水,水液运行失常,湿性趋下,可见双下肢水肿,茯苓、猪苓、车前子利水消肿;水不利,日久湿聚成痰,痰瘀互结,舌脉俱为佐证,选用当归、赤芍活血化瘀,苍术、陈皮燥湿化痰。张法荣选方用药扶正与祛邪兼顾,使扶正不恋邪,祛邪不伤正。最后善用小剂量桂枝,因其具有温阳化气之功,可走其气,引诸药直达病所,故用量虽轻也可收相成之用。

# 第十三节 尿 路 感 染

## 一、概述

### (一)定义

尿路感染是病原体侵袭尿路黏膜或者组织而引起的一系列泌尿系统炎症性疾病的总称。临床多表现为小便频数短涩、滴沥刺痛、欲出未尽,小腹拘急或痛引腰腹等症状。根据感染部位的不同,分成上尿路感染和下尿路感染。所谓上尿路感染,主要指肾盂肾炎,按病程长短,又可以分为急性肾盂肾炎和慢性肾盂肾炎;下尿路感染是指尿道炎以及膀胱炎。

尿路感染是临床上的常见病和多发病,发病年龄包括从婴幼儿到老年的各年龄阶段,女性的发病率明显高于男性。引起尿路感染的病原体种类繁多,包括细菌、真菌、病毒、衣原体、支原体、寄生虫等。

在感染性疾病中,尿路感染的发病率居于第 2 位,仅次于呼吸系统的感染。流行病学资料显示,本病在我国的发生率为 0.91%,男女老少均可发病,女性和男性的发病率之比为 10∶1,约 50% 的妇女会发生尿路感染,尤常见于性生活活跃期的青年女性。

本病归属于中医学"淋证"中的"热淋""劳淋""血淋"等范畴,总以肾虚、膀胱湿热为病机纲要,证属本虚标实,病位在肾与膀胱,与肝、脾密切相关。

### (二)临床表现

#### 1.膀胱炎

膀胱炎可分为急性膀胱炎和再发性膀胱炎。肾盂肾炎时常合并膀胱炎。

(1)急性膀胱炎:中医理论认为膀胱具有司开阖的生理特性,是人体水液汇聚之处,故称为"津液之腑"。膀胱赖其开阖作用,以维持其贮尿和排尿的协调功能。肾合膀胱,且肾主生殖,司二阴,性激素与泌尿道蛋白的分泌功能似乎与肾有某些内在的联系。近年来有的医家认为本病与少阳枢机不利、三焦瘀滞有密切关系。也有医家认为,尿路感染的病理变化主要是充血水肿、纤维组织增生、疤痕形成,故尿路感染每多夹瘀,即使宏观辨证无明显瘀象,亦应加入活血之品,以提高疗效。急性膀胱炎青年妇女多发,常发生于性生活后,亦见于妇科手术后、月经后和老年妇女。原发性罕见,多继发于尿道炎、阴道炎、子宫颈炎或前列腺炎,细菌上行感染至膀胱,亦可由淋巴管感染引起。膀胱炎亦可继发于肾脏感染,称为下行感染。临床表现为先有尿道炎、阴道炎、子宫颈炎、前列腺炎症状,随后出现明显的尿路刺激症状(尿频、尿急、尿痛),尿时耻骨上方抽痛难忍,可有脓血尿。少数患者可有腰痛,轻度发热(不超过 38 ℃)。一般无明显全身感染症状,可在 7～10 天内痊愈。

(2)再发性膀胱炎:再发性膀胱炎的发作症状同急性膀胱炎,可由复发性感染和/或重新感染所致,常有特殊菌感染、轻度混合性感染或有易感因素存在。复发性感染通常由隐匿在肾脏或前列腺内的同一致病菌所致,且在治疗结束后很快出现;重新感染则是通过治疗感染根除且无隐匿菌群的存在,由于致病菌再次入侵所致。多数膀胱炎再发是由重新感染所致。

#### 2.肾盂肾炎

(1)急性肾盂肾炎:典型急性肾盂肾炎常有 3 组临床表现。①尿路刺激症状:肾盂肾炎多由上行感染所致,故多伴有膀胱炎,患者出现尿频、尿急、尿痛等尿路刺激症状。尿液混浊,偶有血尿。②全身症状:包括寒战、发热,体温可达39~40 ℃,疲乏无力,食欲减退,可有恶心、呕吐,或有腹痛,血中性粒细胞计数增多,易误诊为急性胆囊炎或急性阑尾炎等急腹症。③局部体征:一侧或两侧肾区疼痛,脊肋区有叩击痛及压痛。此外,在肋腰点(腰大肌外缘与十二肋交叉点)、上输尿管点(腹直肌外缘平脐处)有深压痛。

由尿路插管引起或尿路梗阻并发的尿路感染,多为急性肾盂肾炎,常可呈暴发性过程,出现败血症。这种败血症有人称之为尿路败血症,易发生内毒素性休克,病情险恶,多见于老年人。原有糖尿病、镇痛剂肾病或尿路梗阻者并发急性肾盂肾炎,可发生急性肾乳头坏死,患者除有败血症样严重全身症状及血尿、脓尿之外,有时由于坏死乳头脱落引起输尿管绞痛,部分患者还出现少尿、尿闭、急性肾衰竭。

(2)慢性肾盂肾炎:半数以上慢性肾盂肾炎患者有"急性肾盂肾炎"既往史(实际上不是急性肾盂肾炎,而是慢性肾盂肾炎的首发症状)。其后有乏力、间歇性低热、厌食、腰酸、腰痛、季肋部或腹部轻度不适等症状,并伴有尿频、尿急、尿痛等下尿路刺激症状,多尿、夜尿增多,或表现为无症状性细菌尿、血尿,急性发作表现也时有出现。典型的慢性病变其过程则更为隐匿。临床症状和体征可分为两大类,一是直接与感染有关的表现,另一类是与肾脏损伤程度和部位有关的表现。

慢性肾盂肾炎可表现为以下 2 种形式:慢性活动性肾盂肾炎和慢性非活动性肾盂肾炎。慢性活动性肾盂肾炎通常局限于有尿路异常(如尿路梗阻、畸形,膀胱输尿管逆流等结构或功能异常)的患者。尿路异常等情况不纠正,可致严重肾损害,易发展到终末期肾病(即慢性萎缩性肾盂肾炎)。慢性非活动性肾盂肾炎是指曾多次发生过的急性肾盂肾炎、尿路梗阻、膀胱输尿管逆流已消除,肾内遗留有无菌性瘢痕。如果肾组织破坏范围较小,肾功能基本正常,一般不会发展到终末期肾病。

3.无症状性细菌尿

患者多次尿培养都有菌尿,而无明显尿路症状,但在有的病例经仔细询问可发现轻微症状。

4.辅助检查

(1)尿常规检查:尿常规检查是最简便而可靠的诊断尿路感染的方法。宜留清晨第 1 次尿液待测,凡每个高倍视野下超过 5 个白细胞称为脓尿。急性尿路感染时除有脓尿外,常可发现白细胞管型、菌尿,有时可伴镜下血尿或肉眼血尿,尤其是在布鲁氏菌、奴卡菌、放线菌、结核分枝杆菌感染时。偶见微量蛋白尿,如有较多蛋白尿则提示肾小球受累。值得一提的是,出现脓尿不等于尿路一定有感染,因为脓尿可分为感染性脓尿和无菌性脓尿。无菌性脓尿可见于各种肾小管间质性肾炎。

(2)尿细菌培养:以往认为,清洁中段尿培养菌落计数$>10^5/mL$才有临床意义,$<10^4/mL$为污染所致。现有大量事实证明,虽然约92%革兰阴性细菌引起的尿路感染菌落计数$>10^5/mL$,但是仅有70%左右的革兰阳性菌引起的尿路感染菌落计数超过$10^5/mL$。因此,临床症状符合尿路感染,且尿菌落计数在$10^4\sim10^5/mL$时,也需考虑尿路感染的可能。

(3)菌尿的化学检测方法:①硝酸盐还原法;②氯化三苯基四氮唑试验;③葡萄糖氧化酶法和过氧化物酶试验;④浸玻片检查法;⑤半自动方法。

(4)感染的定位检查:①双侧输尿管插管法;②膀胱冲洗后尿培养法;③最大尿浓缩功能的测定;④尿酶检测;⑤C反应蛋白的检测;⑥细菌抗体的检测。

(5)影像学检查:①X线检查;②放射性核素肾图检查;③超声波检查。

## 二、病因病机

中医认为,尿路感染的病因与饮食不节、外感病邪、情志失调、劳倦过度等因素有关,上述病因可导致湿热蕴结膀胱,或肝失疏泄,膀胱气化不利;或脾肾亏虚,膀胱气化无权,从而导致本病。病位在肾与膀胱,病邪是湿热。正如《诸病源候论·诸淋病候》中所说:"诸淋者,由肾虚而膀胱热故也。"由于膀胱与肾相表里,在病机上有密切联系,如膀胱气化失常,则湿热内蕴,熏蒸于肾;肾虚不能制水,则水道不利,湿热蓄于膀胱。急性阶段以邪实为主,临床上表现为湿热证候,或气滞湿热。湿热久留,耗伤气阴,则兼出现肾虚的临床证候。如肾阴虚日久,必累及肝,则出现肝肾阴虚;肾阳虚日久,常累及脾,则出现脾肾阳虚。本病发病以脾虚、肾虚为本,气滞湿热为标。

### (一)膀胱湿热

多食辛热肥甘之品,或嗜酒太过,酿成湿热;或下阴不洁,秽浊之邪侵入膀胱,酿成湿热;或外感风寒,湿邪入里化热,下注膀胱;或病属他脏传入,如心移热于小肠,小肠分清泌浊功能紊乱,热而传入膀胱;肝胆湿热下注,或胃肠积热等传入膀胱;或七情郁结,房劳过度,精竭火动,相火偏亢,湿热蕴结于膀胱,气化失司,水道不利,故发为本病。

### (二)肝郁气滞

少腹乃是足厥阴肝经循行之处。情志忧郁,肝失条达,气机郁结,水道通调受阻,疏泄不利,膀胱气化不利,亦发为淋证而见小便涩滞,淋沥不尽,少腹满痛。

### (三)脾肾亏虚

年老体衰,脾肾不足;或因消渴、水肿等病伤及脾肾;或疲劳过度、房事不节等原因耗伤脾肾;或热淋病延日久,耗气伤阳,均可导致脾肾亏虚,脾失健运,中气不足,气虚下陷,肾气不固,膀胱气化失司,故发为本病。

### (四)肾阴不足

淋病日久,伤及肾阴;或月经、妊娠、产褥、房劳等因素耗伤肾阴;或渗湿利尿太过,伤及肾阴,阴虚而湿热留恋,膀胱气化不利,故发为本病。

总之,本病多因膀胱湿热、肝郁气滞、脾肾两虚、肾阴亏耗等导致膀胱气化失常。若湿热之邪犯于肾可见腰痛;湿热内盛,正邪相争,可见寒热起伏、口苦、呕恶;热伤血络可见尿血。一般来说,淋证初起,多较易治愈;淋证日久不愈或反复发作,可以转为劳淋;久病入络,亦可有夹瘀之证。

## 三、辨证治疗

本病急性期为下焦湿热,治疗以清利下焦湿热为主,邪去则正安,不必多虑其是否有虚。即使年老体虚,或素体虚弱,罹患此疾,只要病情允许,也可先祛其邪后再扶正。若有湿热邪气未尽,正气已虚,虚实夹杂的情况,应掌握好湿热蕴结勿要过早滋补而碍邪的原则,又要注意清利湿热之中勿忘久病湿热伤阴等。

本病病在下焦,热与水结,缠绵难去,临床症状虽已基本消失,仍应服清利湿热之药数剂至 10 余剂,以免留有余邪,以为后患。

### (一)膀胱湿热证

1.症状

小便短频,灼热刺痛,少腹拘急胀痛,或有寒热、口苦、呕恶、腰痛。舌苔黄腻,脉濡数或滑数。

2.治则

清热利湿通淋。

3.方药

八正散加减。

4.加减

大便秘结,腹胀者用芒硝、枳实以助通腑泄热;发热症重,加金银花、鸭跖草以加强清热解毒；恶寒，发热，呕恶者，加柴胡、黄芩、半夏以和解降胃；血尿明显，加白茅根、小蓟、生地黄以凉血止血；小便涩滞不畅，加入青皮、琥珀粉（分冲）。

### （二）肝气郁滞证

**1.症状**

少腹满痛，尿意频急，排尿不畅，涩滞难尽，或淋沥短少，伴腰胁胀痛。苔薄白，脉沉弦。

**2.治则**

疏肝理气，利水通淋。

**3.方药**

沉香散加减。

**4.加减**

少腹胀满者加延胡索、川楝子疏肝理气；日久气滞血瘀者加牛膝、丹参、琥珀粉（分冲）以活血化瘀；气郁日久化火而成肝胆郁热者可用龙胆泻肝汤。

### （三）脾肾亏虚证

**1.症状**

小便频数，努责难出，淋沥不尽；面浮足肿，纳呆腹胀，神疲乏力，腰酸腿软，头晕耳鸣，大便溏薄。舌淡苔白或白腻，脉沉细。

**2.治则**

健脾益肾，兼清湿热。

**3.方药**

（1）以脾虚为主者，用参苓白术散合二仙汤，或补中益气汤加减。

（2）以肾虚为主者，用无比山药丸加减。

**4.加减**

若阳虚明显者，可加附子、桂枝；血虚者，可合八珍汤。

### （四）肾阴不足证

**1.症状**

头晕耳鸣，腰膝酸软，咽干口燥，尿频而短，小便涩痛，或伴有低热。舌质红，苔薄白，脉弦细而数。

**2.治则**

滋阴清热利湿。

### 3.方药

知柏地黄丸加味。

### 4.加减

本方当随临床阴虚证及下焦湿热证之轻重主次配伍。若阴虚内热证明显者,可重用生地黄,酌加青蒿;湿热明显者,可加白花蛇舌草、蒲公英、凤尾草。

### 四、病案举隅

患者,女,35 岁。

初诊:2015 年 6 月 12 日。

主诉:反复尿频尿痛 1 年,加重 4 天。

病史:患者平素急躁易怒,1 年前出现尿频、尿急、尿痛,尿常规示白细胞 528/μL,诊断为尿路感染,抗生素治疗后症状缓解,复查尿常规无异常。后每因饮水减少即出现尿频、尿热等症,自服清热通淋中成药能缓解。近期劳累,于 4 天前再次出现尿频、尿急、尿热,自服左氧氟沙星 3 天,效果不明显,遂来诊。现症见尿频、尿痛、小腹坠胀,心烦易怒,晨起口苦咽干,眠浅多梦,胁肋胀痛,大便秘结,舌红苔黄腻,脉弦数。查尿常规:蛋白—,红细胞 53/μL,白细胞 398/μL。

中医诊断:热淋(肝胆湿热证)。

西医诊断:尿路感染。

治则:清利肝胆湿热。

处方:①柴胡 12 g、白芍 6 g、当归 12 g、生地黄 30 g、大黄 6 g、栀子 10 g、炒酸枣仁 30 g、淡竹叶 10 g、车前草 30 g、瞿麦 12 g、滑石 18 g、甘草 10 g。每天 1 剂,水煎服。②口服头孢克肟 0.1 g,每天 2 次。

二诊:2015 年 6 月 19 日。患者服 7 剂后,尿频、尿急、尿热、大便秘结症状减轻,复查尿常规示白细胞 19/μL,仍觉眠差多梦。停头孢克肟,中药方去大黄、滑石,加首乌藤 30 g、茯神 30 g,继服 1 周。

三诊:2015 年 6 月 26 日。诸症减轻,尿路刺激症状基本消失,尿常规复常,自觉会阴部、尿道仍有不适感,尿后仍有余沥,舌红苔薄白,脉弦。于上方去淡竹叶、车前草、瞿麦,继服 1 月后,诸症尽消。

|按|语|

膀胱之气化功能与肝之疏泄密切相关,"司疏泄者,肝也"。肝者,将军之官,

体阴而用阳,在五行中属木,主疏泄,调畅气机,疏通三焦,调节水液代谢,对膀胱正常气化起着极其重要的作用。肝疏泄失常,肝气郁结,日久郁于下焦而至膀胱气化不利引发尿路感染。常见小便涩滞,淋漓不尽,兼见情志不舒,胸胁、两乳或少腹等部位胀痛,或有腰骶疼痛,烦躁不宁,舌红苔薄白,脉弦。若肝郁化火者,肝经火盛,火郁膀胱,气化失司而致小便短黄,溲时热涩刺痛,少腹拘急胀痛,兼见口苦口干,急躁易怒,胁肋胀痛,舌红苔黄,脉弦数。傅青主说过:"夫肝之性最急,宜顺而不宜逆"。故治肝当以"疏"为要,方用四逆散加减。此患者属肝胆湿热,给予柴胡、白芍、甘草疏肝理气解郁;配伍车前草、瞿麦、滑石清利湿热;栀子清泻肝火;淡竹叶以清心泻火除烦,宁心安神;大黄通腑泄热;生地黄凉血滋阴,使肝火降湿热除,疾病痊愈。

# 第十四节 肾 结 石

## 一、概述

### (一)定义

肾结石是临床常见多发病证,男性多于女性,20～50岁多见。根据临床证候表现,属中医学的"石淋""砂淋""血尿""腰痛""腹痛""癃闭"范畴。历代医家均有记载阐述详细内容,而且对本病证的病因病机、临床表现、论治方法均有详细论述,并且疗效显著。此证原发者占大多数,继发者少数。

### (二)临床表现

1.症状

症状主要取决于结石的大小、形状、所在部位、结石对尿路的刺激损伤、梗阻及继发感染等。

(1)无症状肾结石:肾结石可以完全无症状,甚至在造成梗阻时亦可以无症状,而因其他原因做腹部X线检查时偶然发现。有些病例则可能有镜下血尿,有些病例因为存在着甲状旁腺功能亢进或痛风等病而检查发现结石。

(2)疼痛:肾结石移行并阻塞于肾盂输尿管连接处,或进入输尿管时,可发生典型的肾绞痛,常在夜间或清晨突然发作。疼痛开始时是肋脊角隐痛,逐渐加强至剧痛,沿胁腹的输尿管行径,放射至耻骨上区和阴部,常伴有恶心、呕吐。但是有时疼痛不一定呈典型的肾绞痛,可仅为腰痛或腹痛,易误诊为其他急腹症。当痛点下移,常表示结石移向输尿管下端。随着结石的排出,疼痛可立即消失。

(3)血尿:肾绞痛时,常伴有肉眼血尿或镜下血尿。无症状肾结石如有血尿,则多为轻度镜下血尿,如结石有移动,则每有显著的血尿。

(4)尿路梗阻和尿路感染:结石患者由于可能引起尿路梗阻,易发生尿路感染,可为无症状性细菌尿或有明显的尿路感染症状。梗阻再加上感染,会较快地导致肾实质损害,发生肾功能不全。

2.体征

患侧肾区可有轻度的叩击痛,腰部轻度压痛。多数没有结石所致梗阻者,体检可以完全正常。疼痛发作时,肋脊角有压痛及局部肌紧张。

3.辅助检查

(1)尿液检查:在肾绞痛发作时或发作后,一般都有肉眼或镜下血尿。并发感染时,尿液中白细胞计数或脓细胞计数增多,应做细菌培养、药敏试验及尿液pH测定。

(2)肾功能试验:肾功能试验包括血清尿素氮检查、肌酐检查、内生肌酐清除率试验、酚红排泄试验等。

(3)甲状旁腺功能亢进的筛选和诊断:此检查包括血液化验、尿液化验、影像学检查。

(4)腹部X线检查:约90%的肾结石可在X线平片上显影,显影的深浅与结石的化学成分、大小、厚度有关。草酸钙显影最好,磷酸钙和磷酸镁铵次之,含钙的尿酸盐和胱氨酸又次之,而纯尿酸和胱氨酸结石可不显影。

(5)尿路造影检查:静脉肾盂造影和逆行肾盂造影能明确显示结石的位置和整个泌尿道的情况,如结石较小,密度较淡,诊断困难时可进一步做逆行空气或氧气造影,以明确结石的存在和位置。

(6)B超检查:B超检查可发现肾积水、结石强回声和声影,能诊断出X线阴性结石,当结石直径>0.5 cm时即可显示。其缺点是细小结石常易漏诊,且不能作为手术定位。

(7)放射性核素肾图检查:此检查可在肾结石嵌顿阻塞尿路时,反映尿路梗阻的有无及程度,以及伴有的肾功能损伤程度。

(8)CT扫描:通过CT扫描可鉴别结石、血块或肿瘤。

## 二、病因病机

中医学认为,本病因感受外邪、饮食不洁、情志失调、劳倦过度,致湿热蕴阻、气滞血瘀而发为本病。

### (一)下焦湿热

下焦湿热或感受外界六淫之湿邪,或秽浊之气移热下焦,或嗜食肥甘厚味,酿生湿热,蕴结于肾与膀胱,致下焦湿热,尿液受煎熬日久,尿中杂质结为砂石。

### (二)气滞血瘀

因情志内伤、忧思气结、气机不畅、血停湿聚,致气滞血瘀,郁久化热,燔灼尿液而为砂石。

### (三)脾肾气虚

脾肾气虚或因先天脾肾不足,或因过用清利之药损伤脾肾阳气,气虚鼓动无力,阳虚失于温化,而致结石锢结。

### (四)肾阴不足

七情过激化火,火热伤阴,或房事不节,损伤肾之精血,阴虚内热,煎熬水液,尿液凝结,日积月累,结聚为砂石,而为石淋。结石内阻,气血阻滞,不通则痛,故见腰腹疼痛;膀胱气化不利,则见尿频、尿急、涩痛;或因气虚不摄,或因热伤血络,迫血妄行,血溢脉外,而见血尿。

本病的一般演变规律多为湿热之邪蕴结下焦,或邪气化火,移热于肾,日久伤及肾阴,阴损及阳,或过用清利之品,损伤阳气,肾阳虚不能温煦脾阳,使脾肾两虚,而出现正虚邪实的症状。本病发病早期以实证表现为主,后期以虚实夹杂表现为主。

## 三、辨证治疗

肾结石以下焦湿热为根本病机,或夹血瘀;湿为阴邪,久则损伤脾肾阳气;或热灼阴伤,而表现出气虚或阴虚的临床症状。故治疗当按不同的临床表现和不同的阶段进行。病之早期多属实证,治疗应以实则治标为原则,以清热利湿、通淋排石、活血化瘀为法;病之后期则属虚实夹杂之征,治疗应以标本兼治为原则,在利湿清热通淋的同时,或补脾益肾,或滋阴清热,以共奏其功。对于直径＜0.8 cm的结石可行中医辨证治疗。

### (一)下焦湿热证

**1.症状**

腰部胀痛,牵引少腹,涉及外阴,尿中时夹砂石,小便短数,灼热赤痛,色黄赤或血尿,或有寒热、口苦、呕恶、汗出。舌红,苔黄腻,脉弦数。

**2.治则**

清热利湿,通淋排石。

**3.方药**

石韦散加减。

**4.加减**

若腰腹酸痛甚者,加白芍、甘草缓急止痛;若尿血明显者,加白茅根、小蓟、藕节等清热凉血;尿道灼热涩痛者,加蒲公英、荠菜、虎杖、珍珠草以清热利湿通淋。

### (二)湿热夹瘀证

**1.症状**

腰酸胀痛或刺痛,小腹胀满隐痛,痛处固定,小便淋沥不畅,尿色深红时夹砂石或夹有瘀块。舌质紫暗或有瘀点,苔黄,脉弦涩。

**2.治则**

清热利湿,活血通淋。

**3.方药**

石韦散合失笑散加减。

**4.加减**

若兼见头晕气短、四肢乏力、脉细弱等脾虚气弱者,可加党参、黄芪以补脾益气,利于排石;若低热、心烦、舌红、脉细数者,加生地黄、女贞子、知母、黄柏等以滋阴降火;若腰腹胀痛明显者,加青皮、陈皮、木香、乌药以行气除胀止痛;若结石锢结,久不移动而体质较强者,可加皂角刺、浮海石、桃仁以通关散结排石。

### (三)脾肾两虚证

**1.症状**

石淋日久,腰冷酸痛,倦怠乏力,食欲不振,脘腹胀闷,便溏,小便欲出不尽或小便失禁。舌质淡,边有齿痕,苔白,脉沉细无力,尺脉细弱。

**2.治则**

健脾补肾,温阳溶石。

3.方药

济生肾气丸加减。

4.加减

若腰腹胀痛明显者,加乌药、木香(后下)以行气止痛;若血瘀之象明显者,加桃仁、赤芍、蒲黄以活血化瘀;若脾肾阳虚有所恢复,可加萹蓄、瞿麦、滑石以利排石。

**四、病案举隅**

患者,男,69岁。

初诊:2019年7月31日。

主诉:腰痛6年。

病史:患者发现双肾结石6年余,曾体外碎石1次。刻下症为腰酸痛,口干乏力,纳寐可,二便调。舌质暗淡,苔薄黄腻,脉弦。2019年7月20日查血生化,清蛋白39.9 g/L,血尿素氮3.78 mmol/L,血肌酐96.9 $\mu$mol/L,尿酸468 $\mu$mol/L,糖、电解质、血脂正常;查尿常规,蛋白－,红细胞60/$\mu$L;B超示双肾多发结石,较大者0.6 cm。

中医诊断:腰痛(湿热瘀滞证)。

西医诊断:①肾结石;②高尿酸血症。

治则:清热利湿,行气化瘀,养阴通淋。

处方:金钱草30 g、海金沙15 g、郁金10 g、炒鸡内金15 g、金银花10 g、石韦30 g、醋莪术15 g、醋香附6 g、乌药10 g、炒王不留行10 g、滑石20 g、麦冬20 g、冬葵子30 g、鳖甲12 g、醋延胡索15 g。28剂,水煎,早晚温服。

二诊:2019年8月28日。用药后腰酸腰痛较前明显好转,纳寐可,夜尿1次,大便每天1次,成形,舌偏暗,中裂纹,苔薄黄,脉弦。2019年8月27日查血生化,转氨酶－,血清总蛋白72.3 g/L,清蛋白39.5 g/L,血尿素氮5.66 mmol/L,血肌酐89.3 $\mu$mol/L,尿酸323 $\mu$mol/L,电解质、糖、脂正常。查血常规,血红蛋白159 g/L。尿常规阴性。前方加盐杜仲10 g,补肾。

三诊:2019年9月25日。用药后腰酸痛明显缓解,复查B超示肾结石消失,纳寐可,二便调。舌暗淡,中裂纹,苔薄黄,脉弦细,右寸沉。2019年9月20日查血生化,转氨酶－,血清总蛋白70.5 g/L,清蛋白38.7 g/L,血尿素氮4.50 mmol/L,血肌酐81.6 $\mu$mol/L,尿酸250 $\mu$mol/L,血脂正常。查血常规,血红蛋白152 g/L,红细胞4.44×10$^{12}$ L。尿常规阴性。前方继服。嘱门诊随访。

### 按|语|

　　患者结石日久，形体肥胖，平素喜食肥甘厚腻，湿热内蕴，煎熬津液，气血运行不畅，日久凝结为石，结石梗阻，导致腰酸，舌暗淡，苔薄黄腻均为湿热瘀滞之象。用药方面在以金钱草、海金沙、郁金、鸡内金为主方的基础上酌加莪术、王不留行、延胡索活血化瘀，香附、乌药理气，石韦、冬葵子利尿通淋，滑石清热利湿，麦冬养阴，金银花清热解毒，鳖甲软坚散结，共奏清热利湿，行气化瘀，养阴通淋之功。患者坚持服药 2 月余，症状明显缓解，肾结石消失，尿素氮、肌酐及尿酸水平均下降，肾功能有所改善，疗效显著。

# 参 考 文 献

[1] 庞国明,钱莹,林天东,等.肾系疾病中医特色外治254法[M].北京:中国医药科技出版社,2021.

[2] 刘慧荣.内科常见病中医药适宜技术[M].北京:中国中医药出版社,2020.

[3] 李平,李顺民,程庆砾.中医临床必备参考书系 现代中医肾脏病学[M].北京:中国医药科技出版社,2021.

[4] 卢富华.肾病科[M].北京:科学出版社,2020.

[5] 周仲瑛.中医内科汇讲[M].北京:中国中医药出版社,2021.

[6] 王暴魁.肾病临证求索[M].北京:人民卫生出版社,2020.

[7] 刘章锁.肾脏病百问百答[M].郑州:郑州大学出版社,2022.

[8] 张守谦.中医治疗泌尿外科常见病[M].北京:中医古籍出版社,2021.

[9] 刘相静.常见病症中医诊治[M].北京:科学技术文献出版社,2020.

[10] 郝军作.从脾胃治疗多种病证[M].上海:上海交通大学出版社,2021.

[11] 粟茂.实用中医理论与临床技能[M].北京:科学技术文献出版社,2020.

[12] 黄福忠.中医诊治常见病[M].成都:四川科学技术出版社,2021.

[13] 刘善军.实用中医内科基础与临床[M].北京:科学技术文献出版社,2020.

[14] 张明昌.张明昌临证验案集[M].郑州:河南科学技术出版社,2022.

[15] 于东林.中医学导读[M].北京:科学技术文献出版社,2019.

[16] 陈勇.实用中医临床治疗要点[M].北京:科学技术文献出版社,2019.

[17] 金桂兰,方祝元,赵霞.中医临床思辨能力实训教程[M].北京:中国医药科技出版社,2021.

[18] 蔡定芳.病证结合内科学[M].上海:上海科学技术出版社,2020.

[19] 朱祥麟,朱寒阳,陈新胜,等.医垒心言[M].北京:中国中医药出版社,2021.

[20] 王荣.中医临证专病专方专药[M].北京:学苑出版社,2022.

[21] 梅长林,陈惠萍,周新津.临床肾脏病理学[M].北京:人民卫生出版社,2021.

[22] 郑世章.中医内科疾病诊治思维[M].北京:科学技术文献出版社,2019.

[23] 张志坚,陈岱,张福产.国家级名中医张志坚临证经验集萃[M].上海:上海科学技术出版社,2021.

[24] 李兴广.养肾补肾保健康[M].北京:化学工业出版社,2019.

[25] 宋艳,顾海东,马西臣,等.肾脏病中西医结合治疗手册[M].北京:科学出版社,2021.

[26] 吴筱枫.实用中医辨证诊疗学[M].汕头:汕头大学出版社,2019.

[27] 李振英.证与病理过程融合说[M].兰州:兰州大学出版社,2021.

[28] 郭遂成,张志贤.内科学[M].郑州:郑州大学出版社,2020.

[29] 伊善君.中医内科疾病诊断与治疗[M].长春:吉林科学技术出版社,2019.

[30] 刘建和,王建国,胡志希.国医大师专病验方集[M].广州:广东科学技术出版社,2021.

[31] 齐共海.现代内科疾病诊断与治疗[M].长春:吉林科学技术出版社,2020.

[32] 周雪林.内科证治辑要[M].郑州:郑州大学出版社,2021.

[33] 成词松,诸毅晖.中医病证诊疗导论[M].北京:科学出版社,2022.

[34] 上官晓华.现代中医临床证治精要[M].长春:吉林科学技术出版社,2019.

[35] 王辉.临床中药辨证配伍[M].郑州:郑州大学出版社,2021.

[36] 段瑶,陈娟,沈洁.五色培元固本方高效液相色谱指纹图谱及药效学研究[J].中国药业,2022,31(24):39-43.

[37] 郑齐,黄玉燕,张立平,等.2020—2021年度中医学术流派研究进展[J].中国中医基础医学杂志,2022,28(11):1733-1739+1780.

[38] 邬民香,胡锦锦,崔宁.补肾养阴化瘀汤治疗糖尿病肾病的疗效观察[J].中国中医药科技,2023,30(1):154-155.

[39] 刘珍珠,刘修超,佟常青,等.元气、原气、真气、正气的内涵及相互关系探析[J].中医杂志,2022,63(5):401-406.

[40] 尹晓华,马秀琴,李莉,等.青蒿鳖甲汤加减对阴虚内热证狼疮性肾炎的疗效[J].西北药学杂志,2023,38(2):161-165.